Pharmazeutisches
Tier-Manual

von

Friedrich Albrecht Otto
Apotheker, Hamburg

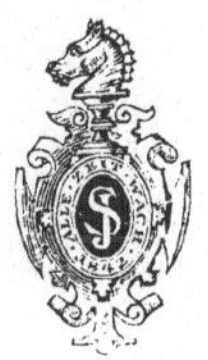

Springer-Verlag Berlin Heidelberg GmbH
1918

ISBN 978-3-662-42111-6   ISBN 978-3-662-42378-3 (eBook)
DOI 10.1007/978-3-662-42378-3

Pharm. Zeit. 1916, Nr. 96, 29. Novbr., S. 730.

Wenn jemand in der Apotheke ein
Räudemittel usw. verlangt und der Apotheker ein solches nach einer bekannten Vor-
schrift verabfolgt, so liegt keine Ausübung
der Tierheilkunde vor. Man kann diese An-
sicht auf ein Urteil des K. G. vom 29. Mai 1902
(Pharm. Zeit. 1902, Nr. 45) stützen. Außerdem
ist zu bestreiten, daß die Ausübung der
Tierheilkunde den preußischen Apothekern
verboten ist.

Vorwort.

Ich unterbreite hiermit den Kollegen ein „Pharmazeutisches
Tier-Manual"; es soll nicht den Tierarzt ersetzen, sondern
den Apothekern von Stadt und Land in der Pharmazeutischen
Praxis ein unentbehrliches Nachschlagewerk sein und somit
gute Dienste leisten.

Der Verfasser.

Allgemeines.

Ameisenvertilgung.

I. Ammon. carbon.
Rhiz. Calami $\overline{aa}$
DS. Ausstreuen.

II. Sacchar. pulv.
Sulfur $\overline{aa}$
DS. Ausstreuen.

Blähsuchtstropfen.

I. Tinct. Asae foetid. 30,0
— Valer. aether. 30,0
— Capsic. 10,0
Ol. Menth. pip. 5,0
misc. DS. Bei Kolik Pferd ½,
Fohlen ¼ Port. Kühen
2—3 Eßl. Rindern u. Käl-
bern halb so viel in Kam-
millentee.

II. Ol. Croton. 2,0
— Lin. sulf. 30,0
Liq. Ammon. caust. 50,0
Ol. Carvi 4,0
Tinct. Aloes
— Asae foetid. $\overline{aa}$ 15,0
DS. 1 Eßlöffel voll mit ¼ Liter
Wasser alle 10—20 Minu-
ten. Für Jungvieh ent-
sprechend weniger.

Blasenziehende Salbe.

Cantharid. pulv. 2,4
Euphorbii pulv. 2,0
Adip. benz. 20,0

Ol. Juniper.
— Rosmar.
— Terebinth. $\overline{aa}$ gtt. 20
m. f. ungt.

Bremsensalbe.

Vaselin 90,0
Creolin 10,0
m. f. ungt.

Butterfarbe.

Buttergelb (Brauns & Co.
1532) 2,5
Hanföl 100,0
misc. et solv.

Butterpulver.

Curcuma pulv. 1,0
Natr. bicarbon. 100,0
m. f. pulv. DS. 50,0 auf 20 Liter
Milch in Wasser gelöst der
Milch zusetzen.

Desinfektionsöl.

Creolin
DS. 1 Eßl. auf 1 Liter lauw.
Wassers gemengt.

Dreierlei Öl.

Ol. Lauri
— Hyoscyam. $\overline{aa}$ 30,0
— Terebinth. 40,0
misc. DS. morgens und abends
täglich einreiben.

Durchfallpulver für Großvieh.

Natr. bicarb.	100,0
— chlorat.	150,0
Ferr. sulfur.	75,0
Cort. Querc. pulv.	75,0

misc. DS. 3× tägl. 1 Eßl. voll ins Futter.

Durchfallpulver für Kleinvieh.

Acid. tannic.	3,0
Rhiz. Tormentill. p.	10,0
Rad. Gent. p.	10,0
Magn. carbon.	7,0

misc. pulv. DS. 4—5× tägl. 1 Eßlöffel.

Durchfalltinktur für Kleinvieh.

Acid. salicyl.	2,0
Spiritus	50,0
Aqua dest.	46,0
Tinct. Catechu	2,0

DS. 4—5× tägl. 1 Teelöffel voll in Schleim.

Drusen- und Kehlkopfsuchtstropfen.

I.	Ammon. chlorat.	10,0
	Aqua dest.	50,0
	Elix. e Succ. Liquir.	30,0
	Liq. Ammon. caust.	10,0

DS. 4× tägl. 50 Tropfen auf Brot oder Zucker.

II. Innerlich: Natr. sulfuric.
DS. 1—2 Eßlöffel voll.

Felle-Bearbeitung.

Das Fell wird mit der Fleischseite nach oben auf ein Brett gespannt und mit Alaunpulver und Sodapulver im Verhältnis von 10 : 1 bestreut; die Gerbung wird so lange wiederholt, wobei das Fell mit einer Gießkanne besprengt wird, bis es gar ist, d. h. bis ein am Rande genommener Querschnitt, mit Essigsäure befeuchtet, keine glasige Schicht mehr zeigt. Die Fleischseite wird dann abgewaschen und Dégras oder Tran eingefettet.

Fieberhafte Erscheinungen.

Acid. mur.	50,0
Spiritus	150,0
Aquae dest.	1000,0

DS. 2—3× tägl. 100,0 ins Trinkwasser.

Fistelgeschwüre usw.

Jodoform	10,0
Acid. tannic.	5,0
Carb. veg.	30,0

DS. Ausspritzen resp. Auswaschen der Fistelgänge und Einblasen obigen Pulvers. Öfter täglich zu wiederholen.

Frischerhaltung von Vollmilch.

Für je 1 Liter Milch sind im Winter 33 ccm, im Sommer 50 ccm H_2O_2 3% zuzusetzen. (Hydrogen. peroxydat.)

Hufkitt.

Ammoniakgummi	30,0
Terpentin	10,0
(schmelzen im Dampfbade)	
Guttapercha	60,0

DS. Mit heißem Wasser erweicht in die mit Weingeist gereinigte Hufspalte eindrücken.

Hufschmiere.

Lanolin	40,0
Sebum ov.	20,0
Terebinth	5,0
Pix liquid.	20,0
Sapon. vir.	5,0
Aqua	10,0

m. f. ungt.
DS. Zum Einschmieren d. Hufe.

Konservierungssalz.

Kal. nitric. pulv.	150,0
Natr. chlorat. crud.	300,0
Acid. boric. pulv.	50,0

m. f. pulv.

Läusesalbe.

I. Ungt. Hydrarg. cin.	25,0
Adip. suillus	25,0

Ol. Lavandul. gtt. X.
m. f. ungt.

II. Naphtalin	5,0
Ol. Cupressi	5,0
Sap. virid.	40,0
Lanolin anhydr.	10,0

m. f. ungt.
DS. Jeden Abend auf die leidenden Stellen gestrichen.

Lebertran-Emulsion fürs Vieh.

Tuber. Jalap. pulv.	
Ferr. lactic. $\overline{aa}$	18,0
Magn. usta	36,0
Calc. carbon. pulv.	90,0
Calc. phosphoric. crud.	180,0
Ol. Lini	270,0
Jecor. Asell.	810,0
Aqua Cabariae	1080,0

m. f. emuls.

Mäuse- und Rattengift.

Calc. sulfur. ust.	
Sacchar. alb. pulv. $\overline{aa}$	

DS. Auf einen Teller in die Nähe eines Gefäßes mit Wasser gesetzt.

Neunerlei Öl.

Ol. Rosmarin.	5,0
— Juniperie lign.	10,0
— Terebinth.	70,0
— Petrae	50,0
— Rapae	75,0
Tinct. Capsici	20,0
Spir. saponat.	50,0
— Formicar.	50,0
— camphor.	50,0
Liq. Ammon. caust.	20,0

m. f. liniment.
DS. 3—4× tägl. einreiben.

Restitutionsfluid.

I. Tinct. Capsic.	15,0
Spiritus	20,0
Spir. camphor.	10,0
— aether.	10,0
Ol. Terebinth.	1,0
Liq. Ammon. caust.	2,0
Ammon. chlorat.	5,0
Natr. chlorat	2,0
Aqua destill.	35,0

Ammon. chlorat. 5,0 / Natr. chlorat 2,0 / Aqua destill. 35,0 } solv.

misc. et solv.

II. Spir. russic.   600,0
    Ammon. chlorat. cr.   50,0⎱
    Natr. chlorat. cr.   20,0⎰
antea solut. in
    Aqua destill.   330,0
misc.

Scharfe Salbe (Ungt. acre).

Cantharid. pulv.   225,0
Euphorb. pulv.   30,0
Colophon.   140,0
Tereb. commun.   140,0
Cer. flav.   70,0
Adip. suillus   1000,0
m. f. ungt.

Verstärkte scharfe Salbe.

Cantharidin   2,0
Ol. Tereb. q. s.
add. len. cal. Ungt.
    basilic.   970,0
add. Euphorb.   25,0
m. f. ungt.

Vertilgung von Füchsen.

Zum Vertilgen von Füchsen empfiehlt sich das Auslegen von strychninhaltigen Giftbrocken. Am besten verfährt man so, daß man in den Schlund eines kleinen, frisch geschossenen Vogels etwa 1,0 Strychnin einführt, und den Vogel dann in die Nähe des Baues oder auf einen bekannten Wechsel des Fuchses legt. Wasser muß in der Nähe sein. Auch kann man Wurst, Heringe oder Bücklinge als Köder nehmen. Um den Fuchs nicht durch den menschlichen Geruch abzuschrecken, tut man gut, vor der Behandlung des Köders die Hände mit ein wenig Anisöl 14,0 und Moschustinktur 1,0 zu befeuchten.

Vertilgung von Krähen.

Ausstreuen von Semen Strychni tot.

Tympanitessenz.

I. Liq. Ammon. caust.   10%
   Tinct. Asae foet.
   — Aloes
Spir. aether.   a̅a̅ ad 125,0
DS. Halbstündl. ⅓ in Kalkwasser od. Kamillentee.

II. Liq. Ammon. caust.   95,0
   Tinct. Aloes   5,0
misc. DS.

Viehwaschessenz.

I. Tinct. Quassiae
   — Quillay   a̅a̅   50,0
   — Asae foet.   25,0
   — Aloes   25,0
   Spir. denaturat.   50,0
   Aqua destill.   300,0
DS. Beim Gebrauch verdünnt man mit 10 Liter Wasser.

II. Rohsolutol »Heyden«
DS. 1 Teil mit 20 Teil. Aqua verdünnen.

Viehwaschpulver.

I. Semen Sabadill. pulv.   75,0
   Rhiz. Verabri pulv.   15,0
   Zinc. sulfuric. crud.   10,0
m. f. pulv.

II. Zinc. sulfuric. 40,0
  Liq. Quassiae pulv. 200,0
  Tinct. Asae foet. 10,0
  Ol. Anisi 1,0
  m. f. pulv.
DS. 125,0 mit 8 Liter Wasser und ¼ Liter Essig ½ Stde. stark gekocht und darauf wird das verkochte Wasser ersetzt. Mit der noch lauwarmen Abkochung wird das Vieh mittels kräftigen Bürstens abgewaschen, doch sind Augen, Nase und Maul vor der Berührung damit zu bewahren. Am 2. Tage nach der Waschung wird das mit aufgetragene, jetzt angetrocknete Pulver mit einem Strohwisch zwischen die Haare eingerieben.

Wunden jeder Art.

Tinct. Myrrhae
— Aloes $\overline{aa}$ 50,0
Acid. carbol. 5,0
DS. Zum Pinseln.

Pferde.

Atemnot (Druse).

Ol. Liq. Juniperi
DS. Auf einen heißen Stein
träufeln und einatmen.

Aufziehen (Satteldruck).

Zinc. oxydat.
Aqua dest. $\overline{aa}$ 10,0
Acid. salicyl. 5,0
Seb. ovil. 25,0
Adip. suillus 50,0
m. f. ungt.

Augensalbe.

Ungt. Hydrarg. praec. flav.
— Zinci $\overline{aa}$ 10,0
DS. Linsengroß tägl. 1× ins
Auge einzustreichen.

Augentropfen.

Argent. nitric. 0,1
Aqua destill. 20,0
DS. Tägl. 1× 2—3 Tropfen in
das vorher mit Borwasser
ausgewaschene Auge.

Augenwasser.

Zinc. sulfur. 1,0
Aqua destill. 500,0
Tinct. Opii croc. q. s.
DS. Zum Auflegen.

Blutarmut (Anämie).

I. Ferr. pulv. 20,0
Natr. chlorat. 150,0
Rad. Gent. p. 150,0
m. f. pulv.
DS. Tägl. 3 Eßl. aufs Futter.

II. Sulf. sublimat. 50,0
Stib. sulfurat. nigr. 25,0
Ferr. sulfuric. 25,0
Rhiz. Calam. pulv. 50,0
Natr. sulfuric. pulv. 150,0
Natr. chlorat. 200,0
m. f. pulv.
DS. Man gibt auf jedes Futter
1 Eßlöffel.

Bremsenöl.

Ol. Eucalypt. 10,0
— Lauri 100,0
— Rapae 500,0
DS. A.

Bronchialkatarrh.

I. Natr. chlorat. 500,0
Stib. sulfur. nigr. 100,0
Sem. Foenigraec. p. 50,0
Rad. Liquir. p. 50,0
m. f. pulv.

II. Einreibung des Kehlkopfes.
Ungt. Hydrarg. ciner.
Ol. Hyoscyam. $\overline{aa}$ 50,0

Brustseuche (Influenza).

I. Ammon. chlorat.   30,0
   Kal. nitric.   30,0
   Natr. sulfuric.   100,0
   Rad. Liquir. p.   65,0
misc.
DS. 3× tägl. 1 Eßlöffel voll in
   warmem Kleientrank.

II. Einreibung.
    Spir. camphor.
    — Sinapis   āā 50,0

Buglähme.

Tinct. Capsici   15,0
Spiritus   20,0
— camphor.   10,0
— aether.   10,0
Ol. Terebinth.   1,0
Liq. Ammon. caust. 2,0
Ammon. chlorat.   5,0 |
Natr. chlorat.   2,0 | solve
Aqua   35,0 |
misc.

Druckwunden.

I. Liq. Alumin. acet.
DS. 2 Eßl. auf ½ Liter Wasser,
   3× tägl. waschen.

II. Pasta Zinci

Druse (Atemnot).

I. Ol. Lign. Juniperi
DS. Auf einen heißen Stein träufeln und einatmen.

Druse.
Innerlich:
   Stib. sulfurat. aur.   15,0
   Ammon. chlorat.   100,0

Fruct. Juniperi pulv.
Rad. Gent. pulv.
Sulf. sublimat.   āā 250,0
Sem. Foenigraec.
Rad. Liquir. pulv. āā 120,0
misc.
DS. 3× tägl. 1 Eßlöffel voll
   aufs Futter.

Einreibung der Kehlkopfgegend:
   Spir. Sinap.   100,0
   — camphor.
   Ol. Terebinth. āā   50,0
DS. 3× tägl. einreiben.

   Ungt. ciner.
   Ol. Hyoscym.   āā 50,0
misc.

Zum Breiumschlag:
   Plac. sem. Lini
   Flor. Chamomill. p. āā 200,0
   Weizenkleie   600,0
DS. Man rührt das Pulver mit
   heißem Seifenwasser an u.
   legt den Breiumschlag auf
   die Anschwellungen des
   Halses.

Dummkoller.

Aloes   20,0
Natr. sulfur.   200,0
Plac. Sem. Lini   100,0
DS. misc. et fiat latwerge.
In 2 Portionen innerhalb
2 Stunden, dann Tierarzt.

Durchfall.

Natr. bicarbon.   100,0
— chlorat.   150,0

Ferr. sulfuric. 75,0
Cort. Querc. pulv. 75,0
misc. et pulv.
DS. 3× tägl. 1 Eßl. im Futter.

Ernährungsstörung.

Natr. chlorat. 250,0
— bicarbon. 100,0
Rhiz. Calam. 50,0
Ferr. pulv. 10,0
DS. Auf jedes Futter 1 Eß-löffel voll.

Fieber.

Camphor trit. pulv. 2,0
Kal. nitric. pulv. 8,0
Tart. stibiat. 2,0
Plac. sem. Lini 30,0
Mel q. s.
misc. f. bolus I tal. dos. VI.
DS. 2× tägl. 1 zu geben.

Fieberpillen.

Camph. pulv. 2,0
Kal. nitric. 8,0
Tart. stibiat. 2,0
Plac. Lini 30,0
Mel q. s. f. bolus
DS. Nicht öfters als 2× tägl. zu geben.

Freßlustmangel.

I. Natr. chlorat. 100,0
— bicarbon. 50,0
— sulfuric. 400,0
Stib. sulf. nigr.
Sulf. sublimat.
Rad. Gentian.
Rhiz. Calami
Fruct. Juniperi p.

Sem. Foenigraec. $\overline{aa}$ 50,0
Plac. Sem. Lini 150,0
m. f. pulv.
DS. 4× tägl. 1 Eßl. aufs Futter.

II. Rad. Gentian. p. 200,0
Natr. sulfuric. p. 100,0
— chlorat. 50,0
— bicarbon. 50,0
m. f. pulv.
DS. Auf jedes Futter 2 Eßl. voll.

Fußfäule.

Cupr. sulfuric., Ferr.
  oxyd. $\overline{aa}$ 120,0
Acid. acetic. glac. 90,0
Glycerin 30,0
DS. Wird mit Ol. Lini zu einer Paste verarbeitet.

Galle.

I. Jod. pur. 1,0
Kal. jodat. 5,0
Sap. virid.
Ungt. ciner. $\overline{aa}$ 35,0
m. f. ungt.
DS. Zum Einreiben.

II. Tinct. Jodi 25,0
Spir. saponat. 100,0
DS. Tägl. 1× einzureiben.

Geschlechtstriebanregung.

Cantharid. pulv. 1,0
Fruct. Capsic. p. 6,0
Fruct. Carvi p. 15,0
f. pilul. Nr. 3.
DS. Tägl. 1 Pille zu geben.

Haarausfall.

I. Sem. Sabadill. pulv. 100,0
  Alum. usta pulv. 40,0
  Sulf. sublimat. 60,0
  Ol. Olivar. 1000,0
diger. p. horas un. (I)
DS. Die kranken Tiere vorher
  mit Teerschwefelseife waschen und mit dem Öl
  3× tägl. einreiben.

II. Tinct. Capsic. 1,0
  — Chinae 10,0
  Glycerin 90,0
DS. Zum Einreiben.

III. Tinct. Cantharid. 1,0
  Acid. tannic. 0,5
  Glycerin 100,0
DS. Äußerl.

Harnruhr.

I. Ferr. sulfur. 100,0
  Fruct. Juniperi p. 50,0
  Natr. chlorat. 100,0
  — bicarbon.
  — sulfur. $\overline{aa}$ 250,0
  Sem. Foenigraec.
  Plac. Sem. Lini $\overline{aa}$ 100,0
misc. f. pulv.
DS. 4× tägl. 1 Hand voll aufs
  Futter.

II. Camphor. titr. 4,0
  Rhiz. Zingib. p. 10,0
  Roggenmehl q. s. (50,0)
  Aqua q. s.
f. Latwerge tal. dos. VIII.
DS. Morgens und abends die
  Hälfte geben.

Harnverhaltung.

I. Fruct. Juniperi 330,0
  Natr. sulfur. cryst. 150,0
  Kal. nitric. 20,0
DS. Halbstündl. 1 Eßl. mit
  ¼ Liter Kalkwasser oder
  Kamillentee (Klistiere).

II. Spir. camphorat.
  Liq. Ammon. caust. $\overline{aa}$
DS. Einreibung.

Hautentzündung (nässende).

  Pyoktanin 15,0
  Pix liquid.
  Sulf. sublimat. $\overline{aa}$ 100,0
  Sap. virid.
  Spiritus $\overline{aa}$ 200,0
  Aqua 600,0
DS. Nach gründlicher Reini-
  gung der Wundflächen wer-
  den mit diesem Liniment
  getränkte Wattebauschen
  aufgebunden und tägl. er-
  neuert.

Hufbeschlag.

  Ol. Pretoselin.
DS. Einige Tropfen auf ein Tuch
  gegossen zur Beruhigung.

Hufkitt.

I. Guttapercha 10,0
  Ammiakharz 20,0
  Tereb. ven. 5,0
wird geschmolzen und warm in
die Risse geschmiert.

II. Ammiakgummi 30,0
    Tereb. 10,0
    Guttapercha 60,0
f. Zylinder 9 cm/3,5 cm Durchmesser.

Hufschmiere.

I. Lanolin. crud. 85,0
    Ol. Rapae 15,0
    — Mirban gtt. X
    — Citronell. gtt. V
misc. f. ungt.

II. Vaselin. flav. crud.
    mit Fulig (Ruß) gefärbt.

III. Adips Lan. anhydr. 40,0
    Sebum ovil. 20,0
    Terebinth. 5,0
    Pix liquid. 20,0
    Sap. kal. 5,0
    Aqua dest. 10,0
DS. Zum Einschmieren d. Hufe.

Husten.

I. Natr. chlorat. 500,0
    Stib. sulfur. nigr. 100,0
    Sem. Foenigraec. p. 50,0
    Rad. Liquir. p. 50,0
misc. f. pulv.
DS. Auf jedes Futter 1 Eßlöffel voll.

II. Breiumschlag auf d. Brust:
    Sem. Sinap. pulv. 100,0
    Weizenkleie 900,0
misc. f. pulv.
DS. Man rührt das Pulver mit auf 70—80° C erhitzten Wasser an und macht mit dem Teig den Breiumschlag.

III. Hustenlatwerge:
    Extr. Belladon. 20,0
    Mellis
    Glycerin
    Kal. chloric. $\overline{aa}$ 10,0
m. f. Latwerge.

Influenza (Brustseuche).

I. Ammon. chlorat. 30,0
    Kal. nitric. 30,0
    Natr. sulfuric. 100,0
    Rad. Liquir. pulv. 65,0
misc.
DS. 3 × tägl. 1 Eßl. voll in warmem Kleientrank.

II. Spirit. camph.
    — Sinap. $\overline{aa}$ 50,0
Einreibung.

Kniebeule.

Ammon. chlorat. 50,0
Spir. camphor. 50,0
Acetum 500,0
Aqua 1 Liter
misc.
DS. Man taucht eine Leinwandbinde in die Lösung, umwickelt das Knie damit und verbindet dann recht dicht mit wollenen Binden.

Kolik.

I. Einreibung:
    Spir. camphor.
    — saponat.
    Liq. Terebinth.
    Ol. Ammon. caust. $\overline{aa}$

II. Bei Verstopfungskolik:
   a) Tart. stibiat.   3,0
     Natr. sulfuric. 100,0
     Fruct. Carvi p. 25,0
DS. Alle ½ Stde. 1 Pulver bis
zur Wirkung.

   b) Stib. sulfurat. nigr. 15,0
     Tart. depur.   30,0
     Natr. sulfur. crist. 200,0
     Flor. Chamomill. p. 60,0
     Farin   40,0
     Aqua q. s.
  misc. Latwerge.
DS. In 2 Hälften innerhalb
½ Stde.

III. Bei Windkolik u. Krampf-
   kolik:
     Tinct. Opii simpl. 30,0
     Spir. aether.   70,0
     Aether   10,0
     Ol. Anisi   2,0
DS. ½—¼stündl. 1 Eßl. voll
mit ½ Liter Wasser ver-
dünnen.

IV. Bei Kolik mit Durchfall:
     Alumen pulv.   20,0
     Flor. Chamomill. p. 50,0
     Cort. Querc. p.   50,0
     Fruct. Juniperi p. 50,0
     Sir. q. s.
DS. Alle Stdn. den 4. Teil der
Latwerge geben.

V. Bei Harnverhaltung:
     Fruct. Juniperi p. 330,0
     Natr. sulfur. crist. 150,0
     Kal. nitric.   20,0
DS. Halbstündl. 1 Eßlöffel mit
¼ Liter Kalkwasser.

VI. Koliktinktur:
   a) Tinct. Aconit.
     Aether   aa 10,0
     Spir. camphor. 15,0
     Ol. Petroselin.   5,0
DS. Stündl. 1 Teelöffel voll zu
geben.

   b) Aether   50,0
     Tinct. Valer.   49,0
     Ol. Carvi   1,0
  misc.
DS. In kaltem Wasser die Hälfte
und nach 1½ Stde. den
Rest geben.

Magendarmkatarrh.

     Natr. chlorat. pulv.
     Rad. Gentian. „
     Fruct. Juniperi „
     Natr. sulfuric. „ aa 100,0
DS. Auf jedes Futter 1 Eßlöffel
voll.

Mauke.

I. Bism. subgallic.   5,0
   Amyl. tritic.   30,0
DS. Zum Pudern.

II. Thioform   5,0
   Alumen   15,0
   Zinc. oxyd.
   Amyl.   aa 75,0
DS. Zum Pudern.

III. Alumen pulv.
   Cupr. sulfur. p.

Pferdepulver.

   Rad. Gentian. pulv. 50,0
   Fruct. Juniperi „ 75,0

Rhiz. Calami   pulv. 100,0
Sem. Foenigraec. „   75,0
Natr. sulfur. sicc.   100,0
Sulfur. sublimat.   100,0
Natr. bicarbon.   100,0
Stib. sulfur. nigr.   100,0
Rad. Liquir. pulv.   100,0
m. f. pulv.
DS. 3× tägl. 3 Eßlöffel voll
mit Kurzfutter, Brot oder
Honig zu geben.

____

Piephacke.

I. Jodvasoliment
DS. Tgl. 2× einreiben.

II. Ungt. acre.

____

Räude.

I. 1. Pix liquid.
    Sulfur sublimat. $\overline{aa}$ 25,0
    Sap. vir.
    Spiritus $\overline{aa}$ 50,0
  2. Pix liquid.   17,5
    Sulfur subl.   17,5
    Spir. sap. kal. ad 100,0
misc.
DS. Die kranken Stellen mit
warmem Seifenwasser tüch-
tig und täglich mit der Einreibung einschmieren.

II. Creolin   20,0
    Sap. vir.   10,0
    Spiritus   10,0
DS. Täglich 1—2× einreiben.

____

III. Hydr. sozojodolic. 10,0
    Natr. chlorat.   50,0
    Aq. d. fervid. ad 1000,0
DS. Zum Einreiben.

Rhachitis.

Calc. carbon. praec.
— phosphoric.pulv.$\overline{aa}$ 100,0
Kal. bicarbon.
Fruct. Foenicul. p. $\overline{aa}$ 50,0
misc.
DS. Auf jedes Futter 1 Eßlöffel
voll.

____

Rheumatismus.

I. Natr. salicyl.   100,0
   Rad. Gentian. pulv.
   — Valerian.   „ $\overline{aa}$ 5,0
   Aqua dest. q. s. fiat Lat-
        werge
Divid. in part. III.
DS. Tägl. 1× ein Stück zu
geben.

____

II. Spir. camphor. 250,0
    Tinct. Capsic.   30,0
    Ol. Terebinth.   20,0
misc.
DS. 3× tägl. einreiben.

____

Rossen.

Natr. bromat.
Kal. bromat. $\overline{aa}$ 50,0
DS. Zwei Abende hintereinander je die Hälfte im Saufen
zu geben.

____

Ruhr der Fohlen.

I. Acid. tannic.   15,0
   Rad. Liquir. p.   30,0
   Sir. q. s. f. pilul. V.
DS. 3stündl. 1 Pille.

____

II. Einreibung:
    Tinct. Capsic.   20,0

Spir. Sinap.   30,0
— camphor.   150,0
DS. 3× tägl. 1 Eßlöffel voll den
Leib einreiben.

Satteldruck.

Empl. Lithargyr.   40,0
Seb. ovil.   25,0
Adip. suillus   33,0
Acid. salicyl.   2,0
DS. 2—3× tägl. messerrücken-
dick auflegen, vorher mit
Creolinwasser reinigen.

Schulterlähme.

Spir. saponat.
— camphor. $\overline{aa}$ 250,0
Liq. Ammon. caust. 50,0
DS. Zum Einreiben.

Sehnenklapp.

I. Ammon. chlorat.
Spir. camphorat. $\overline{aa}$ 50,0
Acetum   1 Liter
Aqua dest.   3   ,,
DS. Morgens und abends 8 Tage
lang Prießnitzumschlag.

II. Salbe:
Kal. jodat.
Aqua dest. $\overline{aa}$ 10,0
Sap. kal.   20,0
Ungt. Hydr. cin. 60,0
misc. f. ungt.
DS. Tägl. 2× vor dem Auflegen
des Umschlags einreiben.

Spat.

Ungt. Hydr. cin.   30,0
Acid. salicyl.   10,0

Adip. suillus   60,0
misc. f. ungt.
DS. Tägl. 1× die Spatstelle
einreiben — 1 Woche lang.

Stärkungspillen.

Rad. Gentian. pulv.   4,0
Rhiz. Zingib.   ,,
Cort. Cinnamon. ,, $\overline{aa}$ 8,0
Fruct. Capsic.   ,,
Ol. Anisi $\overline{aa}$ 1,2
Sem. Foenigraec.   8,0
Glycerin . . . q. s.
m. f. bolus.
DS. Bei Bedarf eine Pille.

Stärkungspulver.

Arsenic. alb.
Cantharid. pulv. $\overline{aa}$ 0,6
Ferr. sulf. pulv.   8,0
DS. Einmal tägl. mit dem Fut-
ter zu geben.

Stollschwamm.

Einreibung:
Sap. vir.   130,0
Liq. Ammon. caust. 30,0
Ol. Petrae   20,0
Tinct. Canthar.   20,0
misc.
DS. Tägl. 1× einreiben und
zwar 2 Tage hintereinander
und setzt 2 Tage aus.

Strahlfäule.

I. Tinct. Aloes
— Myrrhae $\overline{aa}$ 15,0
DS. 2× tägl. einpinseln.

II. Acid. salicyl.   5,0
    Glycerin   20,0
    Tinct. Aloes   100,0
    — Gallar.   100,0
    misc.
DS Tägl. 1× einpinseln.

Überbein.

I. Für leichtere Fälle:
    Camphor. trit.
    Acid. salicyl. $\overline{\mathrm{aa}}$ 10,0
    Ungt. ciner.   30,0
    Adip. suillus   50,0
    misc. f. ungt.
DS. 4 Wochen lang morgens und abends einreiben.

II. Für hartnäckige Fälle:
    Kal. jodat.   10,0
    Aqua dest.   8,0
    Sap. kal.   1,0
    Ungt. cin.   80,0
    misc. f. ungt.
DS. siehe oben!

Verstopfung.

I. Aloe   20,0
    Natr. sulfur.   250,0
    Rad. Gent. pulv.   100,0
    Rad. Valer. ,,   50,0
    m. f. electuar.
DS. In 2× zu geben.

II. Calomel   10,0
    Tub. Jalap. pulv.   15,0
    Aloe   pulv.   30,0
    Sap. kal.   15,0
    f. pilul. Nr. I.
DS. Auf einmal dem Pferde einzugeben.

Wunden.

I. Acid. salicyl.   5,0
    Tinct. Myrrhae
    — Aloes $\overline{\mathrm{aa}}$ 45,0

II. Kreosot   5,0
    Tinct. Myrrhae
    — Aloes $\overline{\mathrm{aa}}$ 20,0

III. Tinct. Aloes
    — Myrrhae
    Ol. Terebinth. $\overline{\mathrm{aa}}$ 75,0
    Acid. carbol. gtt. XV.
DS. A. zum Pinseln.

Würmer.

I. Eosin   0,2
    Tart. stib.   20,0
    Sacchar. alb.   30,0
    div. in part. aeq. VI.
DS. Morgens u. abends 1 Pulver in Wasser.

II. Tub. Jalap.   30,0
    Flor. Cinae
    Fruct. Foenicul. p. $\overline{\mathrm{aa}}$ 100,0
    Natr. sulfur. p.   200,0
DS. 3stündl. 3 Löffel (für junge Pferde).

III. Aloe   30,0
    Kamal.   16,0
    Tart. stibiat.   8,0
    Sap. virid. q. s.
    f. pilul. Nr. II.
DS. 1 Pille morgens vor dem Futter, die 2. wenn nötig nach 4 Tagen zu geben. Für Fohlen die Hälfte.

IV. Tart. stibiat.   20,0
    Aqua dest.   300,0
    Tinct. Arnicae q. s.
DS. 3 Eßlöffel ins Getränk tägl.
    2 bis 3.

V. Calomel   10,0
   Tart. stibiat.   12,0

Natr. sulfur.   200,0
misc. divid. in part aeq. VI.
DS. Diese Portion in einem
    Tage geben.

VI. Ol. Terebinth.   100,0
    — Ricini   400,0
DS. Auf einmal einschütten.

Rinder.

Aufblähen (Trommelsucht).

I. Liq. Ammon. caust. 200,0
Spir. camphor. 250,0
Aether 50,0
DS. 1 Eßlöffel auf ½ Liter Wasser.

II. Liq. Ammon. caust. 100,0
Tinct. Colchic. 10,0
Liq. Ammon. anis. 20,0
DS. Alle 5—10 Minuten 1 Eßlöffel mit 1½ Liter H_2O.

III. Ol. Croton. 2,0
— Lini sulfur. 30,0
Liq. Ammon. caust. 50,0
Ol. Carvi 4,0
Tinct. Aloes
— Asae foet. $\overline{aa}$ 15,0
DS. 1 Eßlöffel mit ¼ Liter Wasser alle 10—20 Minuten. Für Jungvieh entsprechend weniger.

Augenentzündung.

I. Liq. Plumbi subacet. 15,0
Aqua dest. 300,0
DS. Alle Stunde anzuwenden.

II. Zinc. sulfur. 0,5
Tinct. Opii 1,0
Aqua dest. 100,0
DS.

III. Augenfell (Hornhauttrübung):
Ungt. Hydr. oxyd. rub.
— Zinci $\overline{aa}$ 20,0
Camphor. 0,5
m. f. ungt.
DS. 8 Tage hindurch 1 Linse groß in das kranke Auge einzustreichen und mit dem Augenlid auf dem Augapfel verreiben.

IV. Calomel v. h. p. 5,0
Sacchar. p. s.
— Lact. $\overline{aa}$ 2,5
m. f. pulv.
DS. Alle 2 Tage eine Federmesserspitze voll in das kranke Auge einzublasen.

Bläschenkatarrh (Scheidenkatarrh).

I. Lysol
DS. 1 Eßl. auf 1 Liter Wasser zum Ausspülen.

II. Lysol 6,0
Vaselin 100,0
DS. Zum Aufstreichen.

Blutharnen.

I. Ferr. sulf. crud. 50,0
Natr. bicarbon. 150,0
Sem. Lini 100,0

m. f. pulv.
DS. 3× tgl. 2 Eßl. in je 1 Liter
Kamillentee.

II. Cerruss.　　　　　3,0
Natr. acet.　　　　10,0
Camph. trit.　　　12,0
Calc. carbon.　　120,0
misc. f. pulv. div. in part VI.
DS. Morg. u. abends 1 Pulver
in 1 Liter Mehltrank zu
geben.

Bremsenöl.

Oleum Lauri
— Eucalypt.　$\overline{aa}$　5,0
Nitrobenzol.　　　10,0
Petroleum　　　　30,0
Ol. Rapae　　　　50,0
DS. Zum Einreiben. A.

Brunstpulver.

Cantharid.　　pulv.　1,0
Caryophill.　　　,,　　1,0
Fruct. Capsic.　　,,　　2,0
— Juniperi　　,,　　2,0
Sem. Sinap. nigr.　,,　6,0
— Lini　　　　,,　　3,0
m. f. pulv.
DS. In 2 Portionen innerhalb
einer Stunde zu geben.

Buglähme (Schulterlähme).

Spir. camphor.
— saponat.　　$\overline{aa}$　100,0
Liq. Ammon. caust.
Ol. Terebinth. $\overline{aa}$　50,0
DS. 3× tägl. einzureiben und
warm verbinden.

Darm- und Magenentzündung.

I. Trank:
Tinct. Veratr.　　15,0
— Gentian.　　　20,0
Acid. hydrochlor.　80,0
DS. 3stündl. 1 Eßlöffel voll mit
½ Ltr. Kamillentee.

II. Klistier:
Seifenwasser　1000,0
Natr. chlorat.　50,0
Ol. Lini　　　100,0
misc.
DS. Alle Stunden ein Klistier,
bis Darmentleerung erfolgt.

III. Einreibung:
Ol. Lini　　　　　100,0
Liq. Ammon. caust.　100,0
Ol. Terebinth.　　100,0
misc.
DS. Den Leib alle 3 Stunden
damit einreiben.

Durchfall.

Für Kühe:
I. Alumen　　　pulv.
Cort. Querc.　　　,,
Rad. Valerian. ,,　$\overline{aa}$　30,0
div. in part. III.
DS. Man gibt ein Pulver in
¾ Liter Pfefferminztee.

II. Acid. tannic.　　15,0
Rad. Gentian. p.　60,0
Magn. carbon.　　30,0
Natr. bicarb.　　60,0
Fruct. Carvi p.　60,0
m. f. pulv.
DS. Stdl. 1 Eßlöffel in Braun-
bier.

Für Kälber:

I. Rhiz. Tormentill. pulv.
   Acid. tannic.   aa 10,0
   Ungt. Glycerini q. s. f. pilul. X.
DS. 3× tägl. 1 Pille.

II. Acid. salicyl.
    — tannic.   aa 50,0
    Tinct. Opii simpl.   500,0
    — Strychni
    — Ipec.   aa 50,0
    Kreosot   7,5
DS. 2—3stündl. 1 Teelöffel in
einer Tasse Kamillentee.

III. Opium   0,5
     Acid. salicyl.
     — tannic.   aa 10,0
DS. 3× täglich 1 Teelöffel in
Pfefferminztee.

Eingeweidewürmer.

I. Aloe pulv.   150,0
   Sem. Arecae   p.   240,0
   Fruct. Anisi   ,,   30,0
   Sem. Foenigraec. ,,   60,0
DS. Morgens und abends 1 Eß-
löffel voll ins Futter.

II. Herb. Absinth pulv.
    — Tanacet.   ,,
    Aloe   ,,   aa 30,0
    Ol. Animal. foet.   15,0
    — Lini   500,0
misc.
DS. Unter Einhaltung einer
Pause von 5 Stunden, auf
2× einzuschütten.

Euterentzündung.

I. Acid. salicyl.   3,0
   Ol. camphor.   100,0
DS. Tägl. 2× das Euter vor-
sichtig einreiben.

II. Ammon. sulfoichtyol.
    Spiritus dilut.
    Adips suillus   aa 10,0
    Lanolin   50,0
DS. Tägl. 2× einreiben.

III. Bildung von Knoten:
     Camphor   6,0
     Ungt. flav.
     Ol. Lauri   aa 25,0
DS. Zum Einreiben 2× tägl.

IV. Abführmittel:
    Kal. nitric.   60,0
    Nat. sulfuric.   600,0
    m. f. pulv. divid. in part. III.
DS. 1 Päck. morg., mittags und
abends in 1 Liter Kamillen-
aufguß (1 : 10).

Fieber.

Nat. sulfur.   250,0
Kal. nitric.   25,0
misc. f. pulv.
DS. Morgens und abends die
Hälfte in 1 Liter warmen
Kleientrank.

Flechte.

I. Creolin   5,0
   Ol. Lini   100,0
DS. Zum Abweichen.

II. Acid. nitric.   17,0
    Adip. suillus   90,0
    Lanolin   30,0
  m. f. ungt.
DS. Tägl. 1× einreiben.

III. Tinct. Jodi oder 2% Pyo-
    ktaninlösung.
DS. Zum Einreiben.

Freßlustmangel.

I. Aloe pulv.   15,0
  Rad. Gentian. pulv.   120,0
  Rhiz. Calam.   ,,   100,0
  Rad. Althaeae   ,,   50,0
  Natr. chlorat.   50,0
  — sulfuric.   500,0
DS. 2 Eßlöffel aufs Futter zu
streuen.

II. Acid. mur. pur. 120,0
  Spiritus   180,0
DS. 3× tägl. 3 Eßl. in eine
Weinflasche voll Wasser.

III. Für ein Kalb:
  Natr. bicarbon.   20,0
  Rhiz. Rhei pulv.   5,0
DS. Auf 2mal in je 1 Tasse
Kamillentee einzugeben.

Fußräude (Schlempe-Mauke).

1. Innerlich:
  Calc. carbon.
DS. 2× tägl. 1 Eßlöffel voll.

II. Alumen
DS. Zum Pudern.

III. Lysol   5,0
  Vaselin 100,0
DS. Zum Aufstreichen.

Gelbsucht.

Aloe pulv.   20,0
Natr. sulfur.   250,0
Rad. Gent. p.   30,0
Fruct. Juniperi 30,0
DS. 3× tägl. 1 Handvoll aufs
Futter.

Halsentzündung.

I. Ol. Terebinth.
  Lin. volat. $\overline{aa}$ 150,0
DS. 3× täglich einreiben, um
den Hals warme Umschläge
machen.

II. Alaun   50,0
  Acid. salicyl.   3,0
  Mel.   50,0
  Acetum   100,0
  Aqua dest. ferv. 1800,0
misc.
DS. Man erwärmt die Lösung
und spritzt alle ½ Stunden
das Maul aus.

Harnverhaltung.

I. Fruct. Juniperi pulv. 150,0
  Magn. sulfur.   75,0
  Natr. sulfur.   75,0
  Fol. Uvae ursi pulv.   75,0
  Kal. nitric.   25,0
  Ol. Juniperi   10,0
m. f. latwerge.
DS. Stündlich hühnereigroß auf
die Zunge.

II. Ol. Terebinth. 90,0
— rubr. 10,0
DS. Den Bauch und Nieren-
gegend tüchtig einreiben.

Kalbefieber (Milchfieber).

I. Tierarzt.
Camphor. trit. 20,0
Acid. salicyl. 40,0
Natr. sulfuric. 400,0
misc. f. pulv. divid. in part. IV.
DS. Alle 4 Stunden 1 Pulver in
½ Liter warmen Kamillen-
tee.

II. Ol. Terebinth.
Liq. Ammon. caust.
Spir. saponat.
— camphor. aa 75,0
DS. 2stündl. den Körper ein-
reiben.

Klauenseuche (Maul- und Klauenseuche).

I. Tierarzt.
Acid. hydrochloric. crud.
DS. 1—2 Eßlöffel ins Saufen.

II. Creolin.
DS. 2 Eßlöffel auf 1 Liter Wasser zum Desinfizieren.

III. Pyoktanin 1,0
Aqua dest. 500,0
DS. Zum Pinseln.

IV. Acid. mur. crud. 30,0
Mel. 50,0
Aqua dest. 300,0
DS. Zum Pinseln der Mäuler.

V. Cupr. sulfur. 30,0
Aqua dest. 200,0
DS. Zum Pinseln der Klauen.

Knieschwamm.

I. Ammon. chlorat.
Aqua dest.
Acid. acetic.
Spir. camphor. aa 40,0
DS. 2 Eßlöffel auf ½ Liter Was-
ser zu Umschlägen, mor-
gens und abends.

II. Jodvasogen
DS. 3× tägl. einpinseln.

Knötchenseuche.

Pyoktanin 2,0
Natr. bicarbon. 5,0
Bolus alba ad 100,0
DS. Jeden 2.—3. Tag soviel wie
ein Kaffee- oder Eßlöffel
voll in der Scheide des
kranken Tieres mittelst Ein-
blasens zu zerstäuben.

Kolik.

I. Seifenklistier:
Sap. virid. 125,0
Aqua dest. 1000,0
Natr. chlorat. 125,0
Ol. Lini 250,0
DS. Alle Stunden ein Klysma.

II. Spir. aether. nitros. 25,0
Tinct. Opii
— Aconit. aa 1,0
DS. ½ Liter Wasser z. gebr.,
nach 1 Stde. wiederholen.

III. Aether   50,0
    Tinct. Valer.   49,0
    Ol. Carvi   1,0
misc.
DS. ½ Liter Kamillentee einzu
    geben.

Kreuzlähme.

I. Spir. camphor.
   — Formic.   a̅a̅ 50,0
    Ol. Rosmar. gtt. XX.
misc.
DS. Zum Einreiben der ge-
    schwollenen Gelenke.

II. Natr. salicyl.   20,0
    tal. dos. IV.
DS. 3stündlich 1 Pulver.

Läuse.

Lysol.
DS. 3 Eßlöffel auf 1 Liter Was-
    ser und mehrmals waschen.

Magenkatarrh.

I. Acid. mur.   30,0
   Tinct. amara   30,0
   Ol. Menth. pip.   2,0
   Aqua dest.   120,0
DS. 3× tägl. 2 Eßlöffel im Ge-
    tränk.

II. Stib, sulf. nigr.   16,0
   Natr. sulfur.   40,0
   Magn. sulfur.   40,0
   Fruct. Foenic. p. 40,0
   — Anis.   „ 20,0
   — Cardomom. „   2,0
DS. 3× tägl. 1 Eßlöffel voll
    aufs Futter.

III. Rad. Gent. pulv.
    Rhiz. Calam.   „
    Herb. Absinth. „ a̅a̅ 100,0
    Natr. sulfur.   „   200,0
DS. Auf jedes Futter 2 Hände
    voll.

Maulgrind der Kälber.

I. Borax   5,0
   Aqua dest.
   Glycerin   a̅a̅ 100,0
DS. Zum Einpinseln d. Grindes.

II. Salbe:
    Sulfur. sublimat. 20;0
    Ol. Lini   30,0
    Adip. suillus   50,0
   m. f. ungt.
DS. Man reibt nach Entfernung
    des Grindes die Narben
    recht vorsichtig mit der
    Salbe alle Tage 1× ein.

III. Abführmittel:
    Rhiz. Rhei pulv.   5,0
    Magn. carbon.   2,0
    Tart. natronat   22,0
   misc. f. pulv.
DS. Man gibt das Pulver auf
    1× in Milch ein.

Maulschwämmchen der Kälber.

I. Einpinselung:
    Inf. Salv. (1 : 10,0) 500,0
    Mel.   50,0
    Alumen   20,0
DS. Man pinselt und spritzt das
    Maul 2stündl. damit aus,
    nachdem es vorher mit
    frischem Wasser ausgewa-
    schen ist.

II. Pulver innerlich:
 Rhiz. Rhei pulv.   12,0
 Calc. carbon.   30,0
 m. f. pulv. divid. in part. III.
 DS. 3 Tage hintereinander jeden
 Morgen 1 Pulver in etwas
 Milch.

Maulseuche (siehe Klauenseuche).

Milch (bittere).

 Stib. sulfur. nigr.   50,0
 Natr. chlorat.   50,0
 Fruct. Foenicul.
 Sulf. sublimat. $\overline{aa}$ 100,0
 Fruct. Juniperi p.   50,0
 DS. 3× tägl. eine Handvoll aufs
 Futter streuen.

Milch (blaue).

 I. Mixt. sulfur. acid.
 DS. Tägl. der Kuh 20,0—30,0
 in ½ Flasche Wasser.

 II. Camphor   5,0
 Natr. bicarbon.
 Natr. chlorat.
 Sem. Foenugraec. $\overline{aa}$ 15,0
 Rad. Gent. p.   50,0
 DS. 3× tägl. 1 Eßlöffel voll.

Milch (blutige).

 Natr. bicarbon. 100,0
 DS. Tägl. auf einmal zu geben.

Milch (rote).

 Kal. nitric.   100,0
 Natr. sulfur.   400,0
 DS. 3× tägl. 2 Eßlöffel voll.

Milch (wässerige).

 I. Trockenfütterung: innerlich
 Fruct. Carvi pulv.
 — Anis.   „
 — Juniperi   „
 Natr. chlorat.
 — bicarbon. $\overline{aa}$ 100,0
 DS. 3× tägl. eine Handvoll aufs
 Futter.

 II. Herba Absinthii pulv.
 Rhiz. Calam.   „
 Natr. chlorat. $\overline{aa}$ 100,0
 Tart. depurat.   20,0
 Stib. sulfur. nigr.   10,0
 misc. f. pulv.
 DS. 3× tägl. eine Hand voll
 aufs Futter.

Milch (zähe).

 I. Herb. Absinth. pulv.
 Natr. bicarbon. $\overline{aa}$ 250,0
 DS. 2—3× tägl. 2 Eßlöffel voll.

 II. Flor. Chamomill. pulv.
 Fruct. Carvi   „
 Rhiz. Calami   „
 Natr. chlorat.
 Natr. sulfur. $\overline{aa}$ 100,0
 DS. Magenstärkendes Pulver.
 3× tägl. 1 gehäuften Eßlöffel in ½ Liter warmem
 Wasser.

Milch, Nichtbuttern der.

 Curcum. pulv.   1,0
 Natr. bicarbon. 100,0
 m. f. pulv.
 DS. 50,0 auf 20 Liter Milch, in
 Wasser gelöst der Milch
 zusetzen.

Milch, Säuren der.
Reinigen der Gefäße mit heißer
Sodalösung.
    Natr. bicarbon. 200,0
    Calc. carbon. 200,0
    divid. in part. IV.
DS. 2 Pulver täglich zu geben.

Milchfieber (siehe Kalbefieber).

Milchmangel.
Rad. Gent.   pulv. gr.
Fruct. Foenicul. „   „
— Juniperi   „   „ a̅a̅ 100,0
Sulfur   50,0
Natr. bicarbon.   200,0
Stib. sulfur. nigr.   150,0
DS. 3 × tägl. eine Handvoll aufs
    Futter streuen.

Nabelsalbe für Kälber.
Thymol   0,3
Acid. boric.   4,7
Vasel. flav.   22,5
Adip. Lanae 22,5
m. f. ungt.
DS. Morgens und abends nach
    sorgfältiger Reinigung be-
    streichen.

Räude.
Pix liqud.
Sulfur. sublimat. a̅a̅ 150,0
Sap. kalin.   50,0
Spir. dilut.   500,0
DS. Zum Einreiben.

Rheumatismus.
I. Natr. salicyl. 75,0
divid. in part. aeq. Nr. III.
DS. Im Laufe eines Tages zu
    verabreichen.

II. Einreibung:
    a) Salicylvasoliment 10%

    b) Spir. camphor. 250,0
      Ol. Terebinth. 25,0
DS. Alle 6 Stunden einreiben
    und dann sofort einen Prieß-
    nitzumschlag.

Prießnitzumschlag:
    Plumb. acet.   15,0
    Aquae   2000,0
    Spirit. 90%   50,0
DS. Äußerlich.

III. Abführmittel bei Fieber:
    Ammon. chlorat. 60,0
    Kal. nitric.   60,0
    Natr. sulfur.   350,0
    divid. in part. IV.
DS. 3stündl. 1 Pulver in 1 Liter
    warmem Wasser gelöst zu
    geben.

Rindern (zu stark).
I. Camphor   20,0
   Rad. Val. pulv. 50,0
   m. f. pulv. divid. in part. VI.
DS. In 2 Tagen zu verbrauchen.

II. Kal. bromat.   4,0
   Camphor   0,5
   Natr. bicarbon. 3,0
   dos. IV.
DS. 2 × tägl. 1 Pulver.

Ringflechte (siehe Flechte).

Ruhr.
I. Alumen   25,0
   Acid. tannic.   25,0
   — salicyl.   5,0

Ol. Lini   200,0
Inf. Menth. pip. e fol.
    (20,0/200,0)   200,0
misc.
DS. Auf 2× mit 3stündlicher
Pause einzuschütten.

II. Acid. salicyl.   1,0
Ol. Lini
Aqua dest.   aa 100,0
DS. Als Klistier alle ½ Stunden
angewärmt.

Ruhr der Kälber.

I. Tinct. Opii simpl.   50,0
 — Strychn.   10,0
Vin. rubr.   300,0
DS. Alle 3 Stunden 1 Eßlöffel
voll.

II. Acid. salicyl.   0,5
Extr. Ratanh.   2,0
add. Aqua dest.   3,0
Glycerin   2,0
Sebum   5,0
Ol. Cacao   25,0
divid. in part. X f. suppos.
DS. Nach jeder Darmentlee-
rung 1 Zäpfchen.

Scheidenkatarrh (Bläschen-katarrh).

I. Lysol
DS. 1 Eßlöffel auf 1 Liter Wasser zum Ausspülen.

II. Lysol   6,0
Vaselin 100,0
DS. Zum Aufstreichen.

Schlempe (Mauke-Fußräude).

I. Innerlich:
    Calc. carbon.
DS. 2× tägl. 1 Eßlöffel.

II. Alumen
DS. Zum Pudern.

III. Lysol   5,0
Vaselin   100,0
DS. Zum Aufstreichen.

Schulterlähme (Buglähme).

Spir. camphor.
 — saponat.   aa 100,0
Liq. Ammon. caust.
Ol. Terebinth.   aa   50,0
DS. 3× tägl. einzureiben und
warm verbinden.

Trommelsucht (Aufblähen).

I. Liq. Ammon. caust. 200,0
Spir. camphor.   250,0
Aether   50,0
DS. 1 Eßlöffel auf 1 Liter Was-
ser.

II. Liq. Ammon. caust. 100,0
Tinct. Colchic.   10,0
Liq. Ammon. anis.   20,0
DS. Alle 5—10 Minuten 1 Eß-
löffel mit 1½ Ltr. H_2O.

III. Ol. Croton   2,0
 — Lini sulf.   30,0
Liq. Ammon. caust. 50,0
Ol. Carvi   4,0
Tinct. Aloes
 — Asae foet.   aa 15,0

DS. 1 Eßlöffel mit ¼ Liter
Wasser alle 10—20 Minu-
ten. Für Jungvieh ent-
sprechend weniger.

Verkalben (ansteckendes).
Calc. phosphor. crud. 500,0
Rad. Valer. pulv.
— Gent.   „   aa 200,0
Asae foet.
Ferr. sulfur.   aa 50,0
DS. 2× tägl. 1 Eßlöffel voll
aufs Futter.

Verstopfung.
I. Tart. stibiat.   5,0
Natr. sulfur. sicc. 250,0
Aloe pulv.   30,0
DS. Alle 3 Stunden 1 Eßlöffel
in Kamillentee.

II. Natr. sulfur.   750,0
Tart. stibiat.   5,0
Aloe pulv.   30,0
DS. Mit 1 Fl. Leinsamenab-
kochung auf einmal.

III. Sap. virid.   100,0
Aqua dest.   1000,0
DS. Alle Stunden ein solches
Klistier.

Wiederkäuen.
Tinct. Veratri   10,0
Acid. muriat. dil.
Aqua dest.   aa 75,0
DS. 3× tägl. 2 Eßlöffel auf
½ Flasche Aqua.

Würmer (Eingeweide).
I. Aloe pulv.   150,0
Sem. Arecae   p. 240,0
Fruct. Anis.   „   30,0
Sem. Foenugraec. „   60,0
DS. Morgens und abends 1 Eß-
löffel aufs Futter.

II. Herba Absinthi pulv.
— Tannacet.   „
Aloe   „   aa 30,0
Ol. Animal. foet.   15,0
— Lini   500,0
misc.
DS. Unter Einhaltung einer
Pause von 5 Stunden auf
2× einzuschütten.

Zurückbleiben der Nachgeburt.
I. Summitat. Sab. pulv. 100,0
Aloe   „   50,0
Myrrha   „   20,0
Fruct. Anis.   „   100,0
Natr. sulfur.   200,0
m. f. pulv.
DS. 3stdl. 4 Eßlöffel voll in
Braunbier.

II. Creolin
DS. 1 Eßlöffel voll auf 1 Liter
lauwarmen Wassers, 3× tägl.
die Gebärmutter ausspülen.

III. Kal. permang.
DS. 2,0 auf 1 Liter lauwarmen
Kamillentee, 3× tägl. die
Gebärmutter ausspülen.

Schweine.

Appetitlosigkeit.

I. Rhiz. Calam. pulv.
Rad. Gent.   ,,
Stib. sulfur. nigr. $\overline{aa}$ 20,0
Natr. bicarbon.
— chlorat.
— sulfur. p. crist. $\overline{aa}$ 100,0
m. f. pulv.
DS. Tägl. 2× 1 Eßlöffel.

II. Acid. tartaric.   50,0
Aqua Foenicul. 200,0

III. Pepsin   20,0
Acid. mur.   40,0
Aqua dest.   60,0
DS. Zu jedem Futter ½ Eßl.

Augenentzündung.

I. Zinc. sulfur.   0,5
Tinct. Opii   1,0
Aqua dest.   100,0

II. Chinosol   0,5
Aqua dest.   ad 100,0
DS. Man wäscht die Augen
tägl. 3×, zuerst mit war-
mem Wasser und dann mit
dem Augenwasser aus.

Bräune (Halsentzündung).

I. Tierarzt.
Rhiz. Veratr. alb. pulv.
Tart. stibiat. $\overline{aa}$ 1,0

DS. Mit einem Löffel Wasser
angerührt, einschütten, ev.
nach ½ Stunde, wenn kein
Erbrechen erfolgt, dasselbe.

II. Ol. Cantharid.
— Terebinth. $\overline{aa}$ 40,0
Acid. salicyl.   3,0
misc.
DS. Den Hals resp. Kehlkopf
1× einreiben.

III. Kal. nitric.   5,0
Natr. sulfur.   50,0
DS. Innerlich 3× tägl. 1 Eß-
löffel voll.

Brunstpulver.

I. Cantharid.   pulv. 1,0
Fruct. Capsic.   ,,   2,0
Caryophyll   ,,   2,0
Sem. Lini   ,,   6,0
— Sinap.   ,,   3,0
m. f. pulv.
DS. In 2 Portionen innerhalb
1 Stunde zu geben.

II. Rhiz. Zingib.   pulv. 2,0
Cardamom.   ,,   3,0
Cort. Cinnam.   ,,   5,0
Bolet. Cervin   ,,   10,0
m. f. pulv.
DS.

Durchfall

der Schweine:

   I. Alumen.   pulv.
     Cort. Querc.   ,,
     Rad. Valer.   ,, $\overline{aa}$ 30,0
DS. Stündlich einen Eßlöffel.

  II. Ferr. sulfur.   2,5
     Alum. pulv.   2,5
     Gumm. arab.   p. 25,0
     Sacchar. lact.   ,, 20,0
   m. f. pulv. divid. in part. IV.
DS. Alle 3 Std. 1 Pulver in
1 Tasse warm. Kamillentee.

 III. Acid. tannic.   5,0
     Cort. Querc. pulv. 10,0
     Fol. Menth. pip. p. 10,0
   m. f. pulv.
DS. Im Laufe des Tages zu
geben.

der Ferkel:

   I. Rhiz. Rhei pulv. 1,0
     Calc. carbon.   10,0
   m. f. pulv. divid. in part. X.
DS. Man rührt tägl. 2× 1 Pul-
ver in 1 Eßlöffel v. Kamil-
lentee an und gibt dies dem
Ferkel ein.

  II. Tinct. Opii croc.   2,0
     Sol. Natr. bicarbon. 18,0
DS. 20 Tropfen in Pfefferminz-
tee.

Einpökeln von Schweinefleisch.

Zum Einpökeln von 70 Pfd. Schweinefleisch stellt man sich eine Pökellake her, die aus

17,5 Liter Wasser,
3,5 kg Kochsalz,
105 g Kalisalpeter,
350 g Zucker

besteht. Die Lake muß über dem Fleisch stehen, so daß es davon bedeckt ist, und es muß mindestens 8 Tage der Einwirkung ausgesetzt sein. Sollte die angegebene Pökellake wegen der Form der Fleischstücke nicht genügen, so bereitet man mehr unter Berücksichtigung der gegebenen Mengen.

Englische Krankheit (Knochenweiche).

Für das Muttersehwein:
     Calc. phosphor. crud. 100,0
     Rad. Liquid. pulv.   20,0
     — Gent.   ,,
     Fruct. Foenicul. ,, $\overline{aa}$ 20,0
DS. In jedes Futter 1 Kaffee-
löffel voll.

Für ein Ferkel:
     Calc. carbon. praec. 30,0
     — phorspor. crud.   20,0
     Ferr. sulfur.   5,0
     Sacchar. Lact. pulv. 30,0
DS. 2× täglich 1 Messerspitze
bis Teelöffel dem Futter
beifügen.

Erbrechen.

   I. Natr. chlorat.   pulv. 30,0
     Natr. bicarbon.   ,,   30,0
     Calc. carbon.   ,,   20,0
   m. f. pulv.
DS. 3× tägl. 1 Eßlöffel aufs
Futter.

II. Calc. carbon.   5,0
   Natr. bicarbon.
   — chlorat.
   — sulfur. c. $\overline{aa}$ 10,0
   Sem. Lini pulv.   50,0
   m. f. pulv. divid. in part. V.
DS. Alle 3 Stunden 1 Pulver in
   einer Tasse warmen Kamillentee.

Ferkelgrind (Ferkel-ausschlag)

I. Ol. Lini
   Aqua Calc. $\overline{aa}$ 50,0
   Liq. Plumb. subacet. 2,0
   misc.
DS. Liniment zum Bepinseln.
   Man pinselt die Bläschen
   und den Grind tägl. 2× ein.

II. Innerlich:
   Natr. sulfur. pulv. 80,0
   — chlorat.   ,,   20,0
   Stib. sulfur. nigr. 20,0
   m. f. pulv.
DS. Man gibt der Mutter tägl.
   2× 1 Eßlöffel voll 2 Tage
   hintereinander. Einem Ferkel gibt man 2 Tage hintereinander tägl. 1 Kaffeelöffel voll.

Freßlustmangel.

I. Natr. chlorat.
   Stib. sulfur. nigr.
   Sul. sublimat.
   Natr. sulfuric. $\overline{aa}$ 100,0
   Sem. Foen. graec. p.
   — Lini   ,, $\overline{aa}$ 150,0
   Natr. bicarbon. ,,   200,0
DS. Auf jedes Futter eine Hand-
   voll.

II. Fruct. Lauri pulv.
   Stib. sulfur. nigr.
   Sulfur. sublimat.
   Calc. phosph. crud. $\overline{aa}$ 100,0
   m. f. pulv.
DS. Je nach Alter 2 Messer-
   spitzen bis 1 Kaffeelöffel
   voll im Getränk.

III. Sulfur. sublimat.
   Rhiz. Calam. pulv. $\overline{aa}$ 100,0
   Rad. Gent.   ,,   200,0
   Natr. sulfur.
   — bicarbon.
   Calc. phosphor. $\overline{aa}$ 250,0
DS. 3× tägl. 2 Eßlöffel voll
   ins Saufen.

Gebärfieber (Milchfieber).

I. Innerlich:
   Kal. nitric.   10,0
   Natr. sulfur.   30,0
DS. In 1 Liter Kamillentee auf-
   lösen, stündl. ¼ Liter.

II. Spirit.   100,0
   Ol. Terebinth.   30,0
DS. Zum Einreiben.

Halsentzündung (Bräune).

I. Tierarzt:
   Rhiz. Veratr. alb. pulv.
   Tart. stibiat. $\overline{aa}$ 1,0
DS. Mit 1 Löffel Wasser ange-
   rührt einschütten, event.
   nach ½ Stde., wenn kein
   Erbrechen erfolgt, dasselbe.

II. Ol. Cantharid.
   — Terebinth. $\overline{aa}$ 40,0
   Acid. salicyl.   3,0

misc.

DS. Den Hals resp. Kehlkopf
einreiben 1×.

———

III. Kal. nitric.   5,0
Natr. sulfur.   50,0

DS. Innerlich: 3× tägl. 1 Eßlöffel voll.

———

Katarrh und Schnupfen.

Sulfur. sublimat.
Fruct. Anisi pulv.   50,0
Rad. Liquir.   ,,
— Althaeae   ,,   a̅a̅ 50,0
Nat. sulfur.   ,,
Ammon. chlorat ,,   a̅a̅ 25,0
m. f. pulv.

DS. 3× tägl. 1 Eßlöffel voll.
Als Getränk: Kleienwasser.

———

Knochenweiche (Englische Krankheit).

I. Für das Mutterschwein:
Calc. phosphor. crud. 100,0
Rad. Liquir. pulv.   20,0
— Gent.   ,,
Fruct. Foenicul. ,,   a̅a̅ 20,0

DS. In jedes Futter 1 Kaffeelöffel voll.

———

II. Für ein Ferkel:
Calc. carbon. praec.   30,0
— phosphor. crud.   20,0
Ferr. sulfur.   5,0
Sacch. Lact. pulv.   30,0

DS. 2× tägl. 1 Messerspitze—
Teelöffel dem Futter bei-
fügen.

Kolik.

I. Natr. sulfur. pulv.   40,0
Fol. Menth. pip. ,,
Flor. Chamomill. ,,
Natr. chlorat.   ,,   a̅a̅ 10,0
misc.

DS. Auf 2× mit Einhalt einer
1stündigen Pause in je
¼ Liter schwach. schwarz.
Kaffee zu geben.

———

II. Wurmkolik:
Naphthalin   5,0
Natr. sulfur. pulv.   50,0
Ol. Animal. foet.   3,0
m. f. latwerge.

DS. In 3 Portionen 2stündl. zu
geben.

III. Zum Klistier:
Fol. Menth. pip.
Flor. Chamomill. a̅a̅ 10,0
f. infus. c. Aqua dest. 1000,0
adde et solve
Sap. virid.   50,0
Ol. Lini   50,0

DS. Alle halbe Stdn. erwärmt
man ¼ Liter und klistiert
dann.

———

Krämpfe.

I. Kal. bromat.   4,0—8,0

DS. Einem jungen Tier 3× tägl.
4,0.   Einem älteren Tiere
3× tägl. 8,0.

II. Kal. bromat.
Natr. bromat.
Ammon. bromat.   a̅a̅   6,0
Acid. salicyl.   0,1

Aqua Calc.   120,0
Ol. Jecor. Asell.   50,0
add. Ol. Lini   50,0
— camphor.   5,0
Tinct. Jod.   2,0
misc. f. lin.
DS. N. B.

Lähmung.

I. Ol. Terebinth.   30,0
Liq. Ammon. caust. 10,0
Ol. Lini   10,0
DS. Zum Einreiben.

II. Lebertran
DS. Innerlich: Tägl. 1 Eßlöffel

Läuse.

I. Tabakabkochung
DS. 100,0 Fol. Nicotian. auf 1 Liter Wasser zu Waschungen.

II. Kal. sulfurat p. baln. 100,0
Sap. virid.   900,0
DS. Man wäscht die Tiere alle 2 Tage mit warmem Wasser und Schmierseife ab und reibt dann sofort die Schwefelseife an allen Teilen des Körpers ein. Man wiederholt am 3. und 5. Tage.

Milchfieber (Gebärfieber).

I. Kal. nitric. 10,0
Natr. sulfur. 30,0
DS. In 1 Liter Kamillentee auflösen, stündl. ¼ Liter.

II. Spirit.   100,0
Ol. Terebinth.   30,0
DS. Zum Einreiben.

Muskelrheumatismus (Verfangen).

I. Spir. camphor.
Ol. Terebinth.   a̅a̅   50,0
Liq. Ammon. caust.   30,0
Spir. denatur.   100,0
DS. Zum Einreiben.

II. Kal. nitric.   10,0
Herba Absinthii pulv. 30,0
Stib. sulfur. nigr.   20,0
Natr. sulfur.   80,0
m. f. pulv. divid. in part. III.
DS. 3stündl. 1 Pulv. in ½ Liter warm. Kamillentee.

III. Natr. salicyl. 10,0
— sulfur.   70,0
m. f. pulv. divid. in part. aeq. IV.
DS. In 1 Tag zu verbrauchen.

Räude.

I. Pix liquid.
Sulfur. sublimat. a̅a̅ 25,0
Sap. virid.
Spir. denatur.   a̅a̅ 50,0
DS. Täglich 1 × einreiben.

II. Kal. sulfurat p. baln. 100,0
Ol. Rapae   100,0
Sap. virid.   900,0
DS. Jeden 2. Tag einreiben, vorher mit warmem Wasser abwaschen.

Rotlauf.

I. (Tierarzt!) (Widerspruch mit
dem Viehseuchengesetz).
   Acid. salicyl.
   Creolin $\overline{aa}$ 10,0
   Adip. suill.   80,0
m. f. ungt.
DS. 3× tägl. einreiben.

II. Chin. sulfur.   5,0
                     solv. in
   Acid. mur.   5,0
   Aqua dest.   49,0
                  add. solut.
   Acid. salicyl.   1,0
   Tinct. Chinioidin. 20,0
   — Chin. cps.   10,0
   — aromat.   10,0
DS. 4 Stunden lang alle Viertel-
stunden 15 Tropfen ver-
mischt mit 2 Löffel Milch
einschütten.

III. Lysol
DS. 200,0 auf 10 Liter Wasser
fortgesetzt begießen.

IV. Innerlich:
   Chin. sulfur.   1,5
   Spirit.   35,0
   Acid. mur. dil.   5,0
   Ol. Santal   gtt. V.
DS. Auf einmal einzugeben.

V. Den gesunden Tieren gibt
man als Vorbeugung:
   Calomel   3,0
   Ol. Ricini   40,0
DS. Auf einmal einzugeben.

Schnupfen.

Sulfur. sublimat.
Fruct. Anisi pulv.
Rad. Liquir.   „
— Althaeae   „ $\overline{aa}$ 50,0
Natr. sulfur.   „
Ammon. chlorat. „ $\overline{aa}$ 25,0
m. f. pulv.
DS. 3× tägl. 1 Eßlöffel voll.
Als Getränk: Kleienwasser.

Unruhige Mutterschweine.

I. Kal. nitric.   30,0
   Magn. carbon.   10,0
   Pulv. Dower.   15,0
   Fruct. Foenicul.   50,0
DS. Anfangs ½stündl., dann
1—2stündl. 1 Eßlöffel.

II. Tinct. Opii simpl.   5,0
   Spir. camphor.   20,0
DS. Man gieße dem Tier die
Hälfte davon ins Ohr; nach
24 Stunden den Rest.

Unzuchtvertreibung.

Summitat. Sabin.   15,0
Natr. bicarbon.   15,0
Rad. Gent. pulv.   60,0
Sulfur. sublimat.   60,0
DS. Am 1. Tag 4, am 2. Tag 3,
am 3. Tag 2, am 4. Tag
1 Löffel voll zu geben.

Verfangen (Muskelrheumatismus).

I. Spir. camphor.
   Ol. Tereb. $\overline{aa}$ 50,0
   Liq. Ammon. caust. 30,0
   Spir. denatur.   100,0
DS. Zum Einreiben.

II. Kal. nitric. 10,0
 Herba Absinthii p. 30,0
 Stib. sulfur. nigr. 20,0
 Natr. sulfur. 80,0
 m. f. pulv. divid. in part. III.
DS. 3stündl. 1 Pulver in ½ Liter warm. Kamillentee.

III. Natr. salicyl. 10,0
 — sulfur. 70,0
 m. f. pulv. divid. in part. aeq. IV.
DS. An 1 Tag zu verbrauchen.

Verstopfung.

I. Fol. Senn. pulv.
 Mell. aa 1,5—20,0
 m. f. elect.

II. Natr. sulfur. 50,0
DS. In Leinmehlwasser gelöst einzugeben.

Würmer.

I. Flor. Cinae pulv. 50,0
 Natr. sulfur. ,, 100,0
 Rhiz. Calam. ,,
 Rad. Gent. ,, aa 10,0
DS. 3× tägl. 1 Eßlöffel dem Futter zuzusetzen.

II. Wurmkolik:
 Naphthalin 5,0
 Ol. Animal. foet. 3,0
 Natr. sulfur. 50,0
 mf. f. latw.
DS. In 3 Portionen 2stündl. zu geben.

Schafe.

Augenentzündung.

I. Äußerlich:

    Tinct. Opii croc.   1,0

    Aqua Plumb.   100,0

DS. Tägl. 2× anzuwenden.

II. Innerlich:

    Natr. sulfuric.

Bandwurm.

I. Aloe pulv.   5,0

  Extr. Filic.   1,0

  Naphthalin   0,1

  Spir. sapon. q. s.

f. pilul. No. I.

DS. Man gibt morgens nüchtern die Pille und wiederholt nach 8 Tagen.

II. Ol. Animal. foet.

  — Terebinth. $\overline{aa}$ 30,0

  Spiritus   100,0

DS. 2× tägl. morgens u. abends 1 Eßlöffel in 1 Tasse Milch für Lämmer. Schafen gibt man 2 Eßlöffel.

III. Pulver für 10 Schafe.

  Kamala   10,0

  Asae foet.   35,0

  Ferr. sulfur.   35,0

  Flor. Tanacet.   70,0

  Herba Absinthi   70,0

  Fruct Anis. pulv.   70,0

  — Juniperi ,, 70,0

  Natr. chlorat.   70,0

  Ol. Animal. foet.   10,0

  Ol. Terebinth.   10,0

m. f. pulv.

DS. 3× tägl. eine Walnuß groß mit Wasser zur Latwerge gemacht, auf die Zunge geben.

Bleichsucht.

I. Ferr. sulfur. crud. 100,0

  Natr. sulfur.   500,0

  Fruct. Juniperi p. 250,0

DS. Als Lecke für 100 Schafe.

II. Fruct. Juniperi pulv. 1000,0

  Natr. chlorat. ,, 1000,0

  Sem. Sinap. ,, 500,0

  Ferr. sulfur. ,, 20,0

misc. f. pulv.

Blutharnen.

Camphor trit.   3,0

Cort. Quercus pulv. 50,0

Plumb. acet.   5,0

Plac. sem. Lini   50,0

DS. 3× tägl. 1 Teelöffel.

Durchfall.

Cort. Quercus pulv. 30,0

Rad. Valerian. ,, 30,0

Calc. carbon. ,, 30,0

Rad. Gent. ,, 20,0

Natr. chlorat. ,, 50,0

DS. Schafe 3× tägl. 1 Eßlöffel auf die Zunge. Lämmer 3× tägl. 1 Teelöffel auf die Zunge.

Euterentzündung.

Camphor 6,0
Ungt. flav.
Ol. Laur. $\overline{aa}$ 25,0
m. f. ungt.
DS. Zum Einreiben der Knoten.

Freßpulver.

Asae foet. pulv. 15,0
Rad. Valer. ,, 20,0
Fruct. Foenicul. ,, 60,0
— Anisi ,, 60,0
Natr. chlorat. 60,0
m. f. pulv.
DS. Früh nüchtern 1 Eßlöffel voll in Kleientrank.

Gebärmutterentzündung.

Lysol
DS. ½ Eßlöffel auf 1 Liter Wasser alle 2 Stunden ca. ¹/₁₀ Liter in die Scheide.

Gesichtsgrind.

I. Creolin 5,0
Ol. Lini 100,0
DS. Die Borken tägl. 1× abwaschen.

II. Kal. sulfurat pro baln. 5,0
Eigelb
Ol. Olivar.
Glycerin
Aqua dest. $\overline{aa}$ 20,0
misc.
DS. 3× tägl. einpinseln und den aufgeweichten Grind durch Abwaschung vor jedem neuen Einpinseln entfernen.

III. Kal. sulfurat p. b. 5,0
Aquae Calcar. 50,0
Ol. Lini 50,0
misc.

Harnruhr.

I. Camphor. 5,0
Aloe 5,0
Rad. Valer. p. 10,0
f. latwerg. c. Eigelb divid. in part. IV.
DS. Tägl. 1 Stück auf die Zunge.

II. Alumen
Ferr. sulfur. $\overline{aa}$ 150,0
DS. Ins Saufen in 50 Liter Wasser zu lösen.

Harnverhaltung.

I. Fruct. Juniperi pulv. 30,0
— Juniperi cont. 30,0
Natr. sulfur. 15,0
DS. Mit 1 Liter Wasser zum Tee kochen und 2stündl. ¼ Liter.

II. Fruct. Juniperi cont.
Sem. Cannab. $\overline{aa}$ 25,0
DS. Mit 1¼ Liter heißem Wasser zu übergießen, nach halbstündlichem Stehen die Brühe abseichen und ¼ Liter alle ½ Stunden zum Klistier.

Hautjucken.

I. Lysol
DS. 2 Eßlöffel auf 1 Liter Wasser zum Waschen.

II. Acid. boric.
 — carbol. a̅a̅ 10,0
 Aqua dest. 1000,0
DS. Tägl. 1× zum Waschen.

III. Ammon. sulf. ichtyol. 10,0
 Aqua dest. 15,0
 Lanolin 50,0
 Axung. Porc. 15,0
 m. f. ungt.
DS. Tägl. 2—3× gut einreiben.

Husten.

Sulf. stib. aurant. 5,0
Fruct. Juniperi pulv.
Rad. Liquir. ,, a̅a̅ 30,0
Natr. chlorat. 100,0
m. f. pulv.
DS. 2× tägl. 1 Eßlöffel.

Insekten.

Sem. Sabadill. pulv. 75,0
Rhiz. Veratri ,, 15,0
Zinc. sulfur. 10,0
m. f. pulv.
DS. Mit 8 Liter Wasser ½ Stde.
kochen und mit der Flüs-
sigkeit waschen.

Klauenpulver.

I. Cupr. sulf. pulv.
 Stib. sulfurat. nigr. a̅a̅ 70,0
 Zinc. sulf. pulv. 100,0
DS. Zum Bestreuen der offenen
 Klauen.

II. Acid. mur. crud. 30,0
 Mel 50,0
 Aqua commun. 300,0
DS. Zum Pinseln der Mäuler.

III. Pyoktanin 1,0
 Aqua 500,0
DS. Zum Pinseln.

Kolik.

I. Erkältungskolik:
 Fruct. Capsic. pulv. 2,0
 Rhiz. Zingib. ,, 8,0
 Fol. Menth. pip. ,, 10,0
 Plac. Sem. Lini 10,0
 Natr. sulfur. p. 60,0
misc. f. pulv. divid. in part. IV.
DS. Alle Stunden 1 Pulver in
 Warmbier.

II. Wurmkolik:
 Ol. Animal. foet. 2,0
 — Tereb. 2,0
 Spiritus 4,0
DS. Auf einmal zu geben mit
 1 Tasse Milch.

III. Klistier:
 Sap. medicat. 5,0
 Natr. chlorat. 45,0
 div. in part. V.
DS. Alle Stunden 1 Pulver in
 ¼ Liter Kamillentee zu lösen und damit Klistier.

IV. Bei Verstopfung und Überfressen:
 Natr. sulfur. 100,0
DS. In ¼ Liter Kamillentee auflösen u. auf einmal eingeben.

Kropf.

Kal. jodat.
Aqua dest. a̅a̅ 10,0
Ungt. Hydrarg. cin. 80,0
m. f. ungt.
DS. Täglich 1× einreiben.

Lämmerlähme.

I. Stib. sulf. nigr.   50,0
   Butyr.   10,0
DS. Täglich 3× haselnußgroß einzugeben bis Darmentleerung erfolgt.

II. Ol. Terebinth.   40,0
   Spir. Formic.   60,0
   — camphor.   100,0
misc.
DS. Täglich 1× die lahmen Glieder einzureiben.

Lungenwurmpulver.

Für 10 Schafe:
   Ferr. sulfur.   15,0
   Asae foet.   50,0
   Fruct. Juniperi 50,0
   Flor. tanacet.   150,0
   Herb. Absinthii 150,0
   Ol. Terebinth.   30,0
m. f. pulv.
DS. Täglich 1× eine Walnuß groß auf die Zunge gestrichen; zur Latwerge mit Aqua.

Maulschwämmchen.

I. Abführmittel für das Mutterschaf:
   Natr. sulfur.   80,0
   — bicarbon.   10,0
   — chlorat.   10,0
   Rad. Gentian. 10,0
m. f. pulv.
DS. Man löst das Pulver in ½ Liter Wasser und gießt die Lösung auf 2× mit einstündiger Pause ein.

II. Pulver für das Lamm:
   Rhiz. Rhei pulv. 5,0
   Magn. carbon.   10,0
misc.
DS. Täglich 3× eine Messerspitze voll in Wasser.

III Einpinselung:
   Thymol   0,25
   Tinct. Myrrhae
   — Ratanh.   āā 15,0
DS. 2stündlich einzupinseln.

Milchpulver.

   Natr. bicarbon.   p.   40,0
   Fruct. Anis.   ,,   40,0
   Natr. chlorat.   ,,   80,0
   Sem. Foenigraec. ,,   80,0
   Fruct. Foenicul.   ,, 160,0
m. f. pulv.
DS. 2× tägl. 1 gehäuften Eßlöffel voll in Warmbier.

Räude.

I. Lysol-Bäder.
DS. 2½ Liter Lysol oder Creolin auf 100 Liter Wasser bei 30° R oder 38° C. 3 Minuten baden. Nach 1 Woche wiederholen.

II. Lysol   10,0
   Spir. denat.   10,0
   Sap. virid.   80,0
DS. Die erkrankten Körperstellen einreiben.

Rheumatismus.

I. Spir. camphor.
   — saponat.   āā 150,0

Liq. Ammon. caust.
Ol. Terebinth. $\overline{aa}$ 10,0
DS. Tägl. 2× die Glieder ein-
reiben.

II. Innerlich:
　　Natr. salicyl. 5,0
　　— sulfur.   50,0
m. f. pulv.
DS. Tägl. 3× 1 Eßlöffel für
Schafe; für Lämmer: Tägl.
3× 1 Teelöffel.

Schnupfen.
Stib. sulfurat. aurant. 5,0
Sulf. sublimat.   20,0
Ammon. chlorat.   20,0
Rad. Althaeae   p. 100,0
Sem. Foenigraec. ,, 100,0
m. f. pulv.
DS. 2× tägl. 1 Eßlöffel aufs
Futter.

Skorbut.
Inf. rad. Angelic. 15,0/300,0
Acid. mur.   15,0
DS. Dem kranken Lamm täg-
lich 2× 1 Eßlöffel voll zu
geben.

Trommelsucht.
Liq. Ammon. caust. 20,0
Spir. saponat.   130,0
misc.
DS. Man gibt alle Viertelstun-
den 1 Eßlöffel voll in 1
Tasse Milch.
Trokar! Tierarzt!

Verstopfung.
I. Natr. sulfuric. pulv. 75,0
Plac. Sem. Lini   20,0
Natr. bicarbon.   10,0
Fruct. Carvi pulv.   10,0
m. f. pulv. divid. in part. III.
DS. Alle 3 Stunden 1 Pulver in
¼ Liter warmem Wasser
mit ½ Tasse voll Leinöl.

II. Sapon. medicat.   5,0
Roggenmehl   45,0
div. in part. V.
DS. Man löst 1 Pulver in ¼ Lit.
warm. Wasser und gibt
alle Stunden ein solches
Klistier.

Würmer.
Ol. Animal. foet.   2,0
— Terebinth.   2,0
Spiritus   4,0
misc. dent tal. dos. IV.
DS Jeden Tag 1 Portion in
einer Tasse Milch auf ein-
mal zu geben.

Zurückbleiben der Nachgeburt.
I. Kal. carbon.   5,0
Fruct. Carvi pulv.
Summitat. Sab. ,, $\overline{aa}$ 15,0
divid. in part. II.
DS. Morgens und abends 1 Pul-
ver.

II. Ausspülen der Scheide mit
Kal. permang.   1,0
Aqua dest. ½ Liter
DS. Zum Ausspülen.

Ziegen.

Augenentzündung.

I. Äußerlich:
    Tinct. Opii croc.   1,0
    Aqua Plumb.   100,0
DS. Täglich 2× anzuwenden.

II. Innerlich:
    Natr. sulfuric.

Bandwurm.

I. Aloe pulv.   5,0
    Extr. Filic.   1,0
    Naphthalin   0,1
    Spir. sapon. q. s.
  f. pilul. Nr. I.
DS. Man gibt morgens nüchtern 1 Pille, nach 8 Tagen wiederholen.

II. Ol. Animal. foet.
    — Tereb. $\overline{aa}$ 30,0
    Spiritus   100,0
DS. Morgens und abends 2 Eßlöffel voll.

Bleichsucht.

I. Ferr. sulfur. crud.   100,0
    Natr. sulfur.   500,0
    Fruct. Juniperi p.   250,0
DS. Als Lecke für 100 Ziegen.

II. Fruct. Juniperi pulv.   1000,0
    Natr. chlorat. „ 1000,0
    Sem. Sinap. „ 500,0
    Ferr. sulfur. „ 20,0
  m. f. pulv.

Blutharnen.

    Camphor.   3,0
    Cort. Querc. pulv.   50,0
    Plumb. acet.   5,0
    Plac. Sem. Lini   50,0
DS. 3× tägl. 1 Teelöffel.

Durchfall.

I. Rhiz. Formentill. p.   40,0
    Rad. Althaeae „ 40,0
    — Valer. „ 40,0
    Natr. bicarb.   80,0
    Ol. Menth. pip.   2,0
    — Carvi   4,0
DS. 3× tägl. 1 Löffel voll.

II. Acid. tannic.   4,0
    Vin. rubr.   250,0
DS. 5—6× 1—2 Eßlöffel voll.

Euterentzündung.

    Camphor.   7,5
    Ol. Hyoscyam.   10,0
    Adip. Lanae   12,5
    Adip. suill.   75,0
  m. f. ungt.
DS. Zum Einreiben d. Knoten.

Freßpulver.

I. Asae foetid.   15,0
    Rad. Valer. pulv.   20,0
    Fruct. Foenic. „ 60,0
    — Anis. „ 60,0
    Natr. chlorat. „ 60,0
  m. f. pulv.

DS. Früh nüchtern 1 Eßlöffel
voll in Kleientrank.

Gebärmutterentzündung.

Lysol

DS. ½ Eßlöffel auf 1 Liter Wasser alle 2 Stunden ca.
$^1/_{10}$ Liter in die Scheide.

Gesichtsgrind.

I. Creolin   5,0
Ol. Lini   100,0

DS. Die Borken täglich 1× abwaschen.

II. Ol. Lini   75,0
Aq. Calcar.   100,0

DS. Morgens und abends die nässenden Stellen einpinseln.

III. Lysol   2,5
Ungt. Zinc.   50,0

DS. Täglich 2× einreiben.

Harnruhr.

I. Camphor.   5,0
Aloe pulv.   5,0
Rad. Valer. p. 10,0
f. Latwerge c. Eigelb, div. in part. IV.

DS. Täglich 1 Stück auf die Zunge.

II. Alum.
Ferr. sulf. $\overline{\text{aa}}$ 150,0

DS. Ins Saufen in 50 Liter Wasser zu lösen.

Harnverhaltung.

I. Fruct. Juniperi pulv. 30,0
— Juniperi cont.   30,0
Nart. sulfur.   15,0

DS. Mit 1 Liter Wasser zum Tee kochen und 2stündlich ¼ Liter.

II. Fruct. Juniperi cont.
Sem. Cannab. $\overline{\text{aa}}$ 25,0

DS. Mit 1¼ Liter heißem Wasser zu übergießen, nach ½stündigem Stehen die Brühe abseihen und ¼ Liter alle ½ Stunden zum Klistier.

Hautjucken.

I. Lysol
DS. 2 Eßlöffel auf 1 Liter Wasser zum Waschen.

II. Acid. boric.
— carbol. $\overline{\text{aa}}$ 10,0
Aqua dest.   ad 1000,0

DS. Täglich 1× zu waschen.

III. Ammon. sulf. ichthyol. 10,0
Aqua dest.   15,0
Lanolin   50,0
Axung. Porc.   15,0
m. f. ungt.

DS. Täglich 2—3× einzureiben und die Haut einbinden.

Husten.

I. Stib. sulfur. aur.   5,0
Fruct. Juniperi p.
Rad. Liquir.   ,, $\overline{\text{aa}}$ 30,0
Natr. chlorat.   100,0
m. f. pulv.

DS. 2× täglich 1 Eßlöffel.

II. Natr. chlorat. 1000,0
 Fruct. Juniperi p. 2000,0
 Stib. sulfur. nigr. 250,0
m. f. pulv.
DS. Eßlöffelweise mehrmals
 wöchentlich.

Insekten.

I. Sem. Sabadill. pulv. 75,0
 Rhiz. Veratr. 15,0
 Zinc. sulfur. 10,0
m. f. pulv.
DS. Mit 8 Liter Wasser ½ Stde.
 kochen und mit der Flüs-
 sigkeit waschen.

II. Lysol vel Creolin 5—6%
parat. c. Branntwein.
DS. 3× mit der Bürste das
 Waschen vornehmen und
 nach 5—6 Tagen wieder-
 holen.

Klauenpulver.

Cupr. sulf. pulv.
Stib. sulfurat. nigr. $\overline{aa}$ 70,0
Zinc. sulfur. pulv. 100,0
DS. Zum Bestreuen der offenen
 Klauen.

Klauenseuche.

I. Acid. mur. crud. 30,0
 Mel 50,0
 Aqua commun. 300,0
DS. Zum Pinseln der Mäuler.

II. Pyoktanin 1,0
 Aqua dest. 500,0
DS. Zum Pinseln.

Kolik.

I. Erkältungskolik:
 Fruct. Capsic. pulv. 2,0
 Rhiz. Zingib. „ 8,0
 Fol. Menth. pip. „ 10,0
 Plac. Sem. Lini „ 10,0
 Natr. sulfur. „ 60,0
m. f. pulv., div. in part. VI.
DS. Alle Stunden 1 Pulver in
 Warmbier.

II. Wurmkolik:
 Ol. Animal. foet. 2,0
 — Terebinth. 2,0
 Spiritus 4,0
DS. Auf einmal zu geben mit
 1 Tasse Milch.

III. Verstopfung u. Überfressen
 Natr. sulfur. 100,0
DS. In ¼ Liter Kamillentee
 auflösen und auf einmal
 eingeben.

IV. Klistier:
 Sap. medicat. 5,0
 Natr. chlorat. 45,0
div. in part. V.
DS. Alle Stunden 1 Pulver in
 ¼ Liter Kamillentee zu
 lösen zum Klistier.

V. Innerlich:
 Acid. mur. 5,0
 Pepsin 10,0
 Aqua dest. 200,0
DS. ½stündlich 1 Eßlöffel in
 Kamillentee.

Kropf.

Jod. pulv. 1,0
Kal. jodat.

Aqua dest.
Axung. Porc. a̅a̅ 5,0
Adip. Lanae   35,0
m. f. ungt.
DS. Zum Einreiben.

Leckpulver.

Innerlich:
Nat. chlorat.   100,0
— bicarbon.   50,0
— sulfur.   400,0
Stib. sulfur. nigr.
Sulf. sublimat.
Rad. Gentian. p.
Rhiz. Calam.   ,,
Fruct. Juniperi ,,
Sem. Foenigraec. ,, a̅a̅ 50,0
Plac. Sem. Lini   150,0
m. f. pulv.
DS. 3× tägl. 1 Eßlöffel voll.

Maulschwämmchen.

I. Thymol   0,25
Tinct. Myrrhae
— Ratanh.   a̅a̅ 15,0
DS. 2stündlich einpinseln.

II. Natr. sulfur.   80,0
— bicarbon.
— chlorat.   a̅a̅ 10,0
Rad. Gent. pulv. 10,0
m. f. pulv.
DS. Innerlich: Man löst das Pul-
ver in ½ Liter Wasser und
gießt die Lösung auf 2×
mit einstündiger Pause ein.

III. Pyoktanin 0,1—0,5%

Milchpulver.

Natr. bicarbon.   40,0
Fruct. Anis. pulv. 40,0

Nat. chlorat. pulv. 80,0
Sem. Foenigraec. ,,   80,0
Fruct. Foenicul. ,,   160,0
m. f. pulv.
DS. 2× tägl. 1 gehäuften Eß-
löffel.

Räude.

I. Creolin   10,0
Sap. virid.   25,0
Adip. suill.   200,0
m. f. ungt.
DS. 3× täglich einreiben.

II. Pix liquid.   5,0
Sap. virid.   5,0
Spiritus   50,0
m. f. sol.
DS. Äußerlich.

Rheumatismus.

I. Äußerlich:
Spir. camphor.
— saponat. a̅a̅ 150,0
Liq. Ammon. caust.
Ol. Terebinth. a̅a̅ 10,0
DS. Täglich 2× die Glieder
einreiben.

II. Innerlich:
Natr. salicyl.   5,0
— sulfur.   50,0
m. f. pulv.
DS. 3× tägl. 1 Eßl. für Ziegen,
3× tägl. 1 Teel. für Zickl.

Schnupfen.

Stib. sulfur. aur.   5,0
Sulf. sublimat.   20,0
Ammon. chlorat.   20,0

Rad. Althaeae pulv. 100,0
Sem. Foenigraec. ,,   100,0
m. f. pulv.
DS. 2× tägl. 1 Eßl. aufs Futter.

Skorbut.

Inf. rad. Angelic. 15,0/300,0
Acid. mur.   15,0
DS. Täglich 2× 1 Eßlöffel.

Trommelsucht.

Liq. Ammon. caust. 20,0
Spirit. saponat.   130,0
DS. Man gibt alle ¼ Stunden
    1 Eßlöffel voll in einer Tasse
    Kümmeltee.
Trokar!   Tierarzt!

Verstopfung.

I. Aloe pulv.   5,0
   Rad. Gent. pulv.   5,0
   Fruct. Foenic. ,,
   — Carvi   ,, $\overline{aa}$ 5,0
   m. f. pulv. tal. dos. II.
DS. N. B.

II. Sap. medicat.   5,0
    Roggenmehl   45,0
div. in part. V.
DS. Man löst ein Pulver in
    ¼ Liter warmem Wasser

und gibt alle Stunden ein
Klistier.

Würmer.

I. Sem. Arec. pulv.   5,0
   Aloe pulv.   10,0
   Rad. Liquirit. p. 60,0
m. f. pulv.
DS. 3× tägl. 1 Eßl. mit Milch.

II. Ol. Animal. foet.   2,0
    — Terebinth.   2,0
    Spirit.   4,0
misc. tal. dos. IV.
DS. Jeden Tag 1 Portion in
    einer Tasse Milch auf 1×
    zu geben.

Zurückbleiben der Nachgeburt.

I. Kal. carbon.   5,0
   Fruct. Carvi pulv.
   Summitat. Sabin. p. $\overline{aa}$ 15,0
div. in part. II.
DS. Morgens und abends 1 Pul-
    ver.

II. Ausspülen d. Scheide mit
    Kal. permang.   1,0
    Aqua dest.   ½ Liter
DS. Zum Ausspülen.

Hunde.

Abführmittel.

Natr. nitric.   2,0
Liq. Ammon. acet. 20,0
Magn. sulfur.   30,0
Aqua dest.   100,0
DS. 2stündlich einen Eßlöffel.

Augenentzündung.

I. Zinc. sulfur.   1,0
Aqua Rosae   200,0
DS. Man feuchtet die kranken
Augen stündlich an.

II. Zinc. sulfur.   1,0
Aqua dest.   200,0
DS. Täglich 3× die Augen aus-
waschen.

Bandwurm.

I. Kamala 8,0 (Mitteldosis)
   „   2,0—6,0 kl. Hunde
   „   10,0—15,0 gr. „

II. Santonin   0,1
    Calomel   0,2
    Kamala   2,0
m. f. pulv. tal. dos. VI.
DS. 2× tägl. 1 Pulver.

Blutharn.

Ol. Ricini
— Olivar. a͞a 30,0
DS. 4× tägl. 1 Eßlöffel voll.

Durchfall.

I. Spir. camphorat.
— Juniperi a͞a
DS. 3× täglich den Leib ein-
reiben und mit warmen
Decken umhüllen.

II. Bism. subnitric.   1,0
    Extr. Ratanh.   2,5
    Sacch. Lactis   6,5
divid. in part. aeq. V.
DS. 4stündlich ein Pulver.

III. Xeroform
     Sacchar. a͞a 1,0
tal. dos. VI.
DS. 3× tägl. 1 Pulver.

Eingeweidewürmer.

Extr. Filic.   2,0
Ol. Ricini   20,0
DS. Man erwärmt das Öl und
gießt es morgens dem nüch-
ternen Hund ein.

Englische Krankheit.

I. Emuls. Ol. Jecor.

II. Calc. phosphor.

Erbrechen.

Kal. bromat.   10,0
Aqua dest.   100,0
DS. 3× täglich 1 Eßlöffel.

Erkältung (Schnupfen usw.).

Chin. mur.   2,0
Acid. mur.   2,5
Sir. Rub. Idaei   25,0
Aqua dest.   250,0
DS. Im Tage öfters 1 Eßlöffel.

Fetträude.

Creolin   20,0
Sap. virid.   20,0
Spir. dilut.   30,0
DS. Mit Schwefelteerseife waschen und einreiben.

Fettsucht.

Natr. sulf. sicc.   20,0
Aloe pulv.
Sulf. sublimat.
Stib. sulf. nigr.
Fruct. Anis. pulv. $\overline{aa}$ 10,0
DS. 3× tägl. 1 Messerspitze voll.

Gehirnentzündung.

Calomel   0,2
Sacchar.   1,0
m. f. pulv. divid. in part. II.
DS. 1 Pulver sofort und das 2. Pulver nach 3 Stunden.

Glatzflechte.

Acid. salicyl.
Kreosot $\overline{aa}$ 5,0
Adip. suill.   90,0
m. f. ungt.
DS. Täglich 1× einschmieren, vorher waschen.

Hautausschlag.

Pix liquid.   3,0
Spiritus   100,0
DS. Zum Pinseln.

Husten.

Stib. sulfurat. aur.   0,5
Ammon. chlorat.   2,0
Succ. Liquir. dep.   10,0
         solv. et add.
Sir. Althaeae   90,0
DS. Tägl. 2× 1 Kaffeel. voll.

Krämpfe (nervöse Staupe).

Kal. bromat.
Natr. bromat. $\overline{aa}$ 5,0
Ammon. bromat.   2,5
Aqua dest.   136,5
Tinct.Sacchar.tost.q.s.(1,0)
DS. Mit Milch vermischt tägl. großen Hunden 2 Teelöffel, kleineren Hunden 1 Teelöffel voll.

Kropf.

I. Vasogen. jodat.   15,0
DS. Zum Einreiben.

II. Kal. jodat.   5,0
Aqua dest.   150,0
DS. Tägl. 1 Eßlöffel voll großen Hunden, tägl. 1 Teelöffel voll kleinen Hunden.

Magenkatarrh.

Acid. tannic.   1,0
Bism. subnitric.   0,5
Rhiz. Calam. pulv.   10,0
divid. in part. V.
DS. Jeden Tag 1 Pulver.

Magenverstimmung.

I. Tinct. Strychni   5,0
Acid. hydrochlor. pur.   2,0

Aqua dest. 180,0
Sir. Aurant. cort. 25,0
DS. 3× tägl. 1 Tee- bis Eßlöffel
voll zu geben.

II. Tinct. Absinth.
— Rhei vinos. $\overline{aa}$ 25,0
DS. Öfters im Tage 1 Teelöffel
voll zu geben.

Maulschwämmchen.

Borax 10,0
Aqua Salviae 200,0
DS. 2stündlich die Mäuler aus-
wischen.

Ohrzwang (-wurm).

I. Creolin 1,0
(seu Acid. carb. 1,0)
Spirit. 20,0
Aqua 50,0
DS. Täglich 1 Teelöffel voll ins
Ohr zu gießen.

II. Acid. salicyl. 1,0
Ol. Hyoscyam. 50,0
DS. 3× täglich mit einem Pin-
sel in das kranke Ohr zu
streichen.

Räude.

I. Bei Sarkoptesräude = äußer-
liche Räude:
Bals. peruv.
Creolin $\overline{aa}$ 25,0
Spir. Vin. 500,0
misc.
DS. Einen um den anderen Tag
einreiben.

II. Bei Akarusräude = Talg-
drüsenräude: Täglich baden
mit
Kal. sulfurat. p. b. 60,0
Aqua 10 Liter

III. Hydr. sozojodol. 10,0
Vaselin ad 200,0
DS.

IV. Innerlich:
Sulf. sublimat. 20,0
Fruct. Laur. p. 5,0
DS. 3× täglich 1 Messerspitze
voll.

V. Acid. salicyl. 2,5
Ol. Petrae 10,0
— Rapae 20,0
DS. 3× täglich 10 Tropfen.

VI. Salbe:
Pix liquid.
Sulf. sublimat. $\overline{aa}$ 25,0
Sap. virid.
Spir. denat. $\overline{aa}$ 50,0
m. f. ungt.

VII. Creolin 10,0
Sap. kalin. 25,0
Adip. suill. 200,0
m. f. ungt.
DS. Tägl. 1/3 des Körpers ein-
reiben.

Rheumatismus.

I. Natr. salicyl. 10,0
Aqua dest. 200,0
DS. 3× tägl. 1 Eßlöffel voll.

II. Salol. 0,5
dos. X.
DS. 3× tägl. 1 Pulver.

III. Einreibung:
Spir. camphor.
— Formicar. āā 50,0
misc.
DS. 3× täglich einreiben.

Schutzpulver (gegen Krankheit).

Natr. chlorat. 30,0
Kal. nitric. 20,0
Aloes 50,0
Sulfur. 100,0
misc.
DS. Je nach Größe des Hundes ½—1 Teelöffel voll aufs und ins Futter.

Skorbut.

I. Thymol 0,25
Tinct. Myrrhae
— Ratanh. āā 15,0
DS. 2× täglich einpinseln.

II. Aloe p. 5,0
Rad. Gent. ,, 5,0
Rhiz. Calam. ,, 10,0
Mel q. s. f. pilul. VI.
DS. 3× täglich 1 Pille.

Staupe.

I. Calomel 2,0
Sacchar. 3,0
divid. in part. X.
DS. 2× täglich 1 Pulver.

II. Rhiz. Veratr. pulv. 0,3
DS. Auf die Zunge streuen.

III. Kal. jodat. 3,5
Aqua dest. 5,0
Ol. Calam.
— Valer. āā 4,0
— Menth. pip. 2,0
Tinct. Arnicae 18,0
Ol. Jecor. Asell. 250,0
DS. Täglich 2× 1 Eßlöffel voll.

IV. Antifebrin
Sacchar. āā 0,5
tal. dos. V.
DS. Täglich 1—2 Pulver.

V. Lactophonin 0,5—1,0
dos. VI.
DS. 2—3× täglich 1 Pulver (Fieber).

VI. Einreibung:
a) Spir. camphor.
b) Liniment. volat. 100,0
Ol. Terebinth. 10,0
DS. 2× täglich den Rücken einreiben.

VII. Umschlag über d. Kopf:
Spir. camphor.
— 90% āā 100,0
Aqua dest. 300,0
DS. Man füllt die Flüssigkeit in einen Eisbeutel, verbindet und legt ihn auf den Kopf des Hundes.

VIII. Staupe des Halses und der Brust:
Creolin 10,0
Aqua 1000,0

DS. Täglich 15 Minuten lang
Dämpfe.

IX. Decoct. Seneg. 10,0 (200,0)
    Ammon. chlorat.
    Succ. Juniperi a̅a̅ 10,0
DS. 3× tägl. 1 Eßlöffel voll.

X. Nervöse Staupe (Krämpfe):
    Kal. bromat.
    Natr. bromat.   a̅a̅   5,0
    Ammon. bromat.   2,5
    Aqua dest.   136,5
    Tinct. Sacch. tost. q. s. (1,0)
DS. Mit Milch vermischt, täglich großen Hunden 2 Tee-
löffel, kleineren Hunden
täglich 1 Teelöffel voll zu
geben.

XI. Bei Schwächezuständen:
    Aether   5,0
    Vin. Malag. 100,0
DS. 3× täglich 1 Teelöffel.

Ungeziefer.

Lysol vel Lysoform
DS. 1 Eßlöffel auf 1 Liter Wasser und tüchtig durch-
bürsten.

Vergiftung durch Strychnin.

Acid. tannic.   1,0
Aqua dest.   100,0
DS. Alle 5 Minuten 1 Eßlöffel
voll.

Verstopfung.

I. Inf. Sennae comp. 100,0
DS. Auf 1—2× einzugeben.

II. Sir. Rhamni canthart. 30,0
DS. Auf 2× zu geben innerhalb
    3 Stunden.

III. Magn. sulfuric.
    Succ. Juniperi a̅a̅   15,0
    Aqua dest.   ad 100,0
DS. Auf 2× zu geben mit Ein-
haltung einer einstündigen
Pause.

IV. Podophyllin 0,1
    Sacchar.   1,0
    m. f. pulv.

Verunreinigung der Hausecken.

Ol. Terebinth. vel. Piper nigr.

Vorhautkatarrh (Tripper.)

Zinc. sulfur.   1,0
Aqua dest.   100,0
DS. Mehrmals täglich gründlich
zu waschen.

Würmer (Spulwürmer).

Santonin   0,1
Calomel   0,2
Sacchar.   2,0
m. f. pulv. tal. dos. VI.
DS. Täglich 2 Pulver.

Wurmpillen.

Aloe pulv. subt.   4,0
Sap. medicat.   2,0
Sem. Arecae pulv. 5,0
Flor. Koso   „   1,0
Adip. suill. q. s.
f. pilul. VI. consperg. c. Tal-
cum.
DS. Morgens und abends 1 Pille.

Wundlaufen der Füße.

I. Liq. Alum. acet. 50,0
   Aqua dest.   40,0
   Glycerin   10,0
misc.

II. Cupr. sulf.   2,0
   Alumen   8,0
   Aqua dest. ad 100,0
DS I und II. Dem Hunde die Füße am Ballen und zwischen den Zehen jeden Morgen und Abend mit einem in das Wasser getauchten Schwamm auswaschen.

Zecken.

Ol. Terebinth.
DS. Zum Pinseln.

Katzen.

Abführen.

Sir. Rhamni canthart.
DS. 1—2 Teelöffel öfters.

Bandwurm.

Kamala 1,0—2,0

Durchfall.

I. Tinct. Opii   5,0
   Gummi arab.   10,0
   Aqua dest.   100,0
DS. 3× täglich 1 Teelöffel voll.

II. Acid. tannic.   0,1
   Pulv. gummos.   0,5
   tal. dos. VI.
DS. 3stündlich 1 Pulver.

Dyspepsie (Magenüberladung).

I. Magn. carbon.
   Rhiz. Rhei pulv. $\overline{aa}$ 5,0
   Sacchar. alb.   10,0
   m. f. pulv.
DS. Messerspitzenweise.

II. Inf. Rhei   2,0/80,0
   Natr. bicarb. 5,0
   Sir. simpl.   15,0
DS. 3× täglich 1 Teelöffel.

III. Pepsin   2,0
   Acid. mur.   2,0

Sir. Rub. Jd. 10,0
Aqua dest.   100,0
DS. 3× täglich 1 Teelöffel.

IV. Tinct. Chin.
 — Rhei vinos. $\overline{aa}$ 20,0
DS. 3× täglich 10 Tropfen.

Räude.

I. Bals. peruv.
   Sulf. depur. $\overline{aa}$ 2,0
   Adip. benz.   20,0
  m. f. ungt.
DS. Äußerlich.

II. Sulfur. sublimat. 15,0
   Kal. carbon.   7,0
   Adip. suillus 60,0
  m. f. ungt.
DS. Äußerlich: Alle 2 Tage einreiben.

III. Lac. sulf.   40,0
   Adip. Lan. anhydr. 10,0
   Acet.   30,0
   Vaselin   20,0
  m. f. ungt.
DS. Alle 2 Tage einreiben. Baden und Waschen ist nicht angängig.

Töten von Katzen.

Coniin
DS. 3—4 Tropfen genügen, um eine Katze innerhalb ½ bis 1½ Minuten zu töten.

Kaninchen.

Auflaufen.

Liq. Ammon. caust.
DS. 5 Tropfen in etwas Wasser.

Augenentzündung.

Flor. Chamomill. 50,0
DS. Mit Wasser abkochen. Nach
dem Abkühlen wischt man
die Augen mit dieser Ab-
kochung öfters aus.

Durchfall.

Acid. salicyl.
DS. Früh und abends 1 Messerspitze.

Geschwüre.

Lysol oder Cresepton
DS. 3—5% anwenden.

Ohrenräude.

Bals. peruv.
Spirit.
Aether. $\overline{aa}$ 10,0
DS. Zum Bepinseln der Borken.

Räude.

Ol. Carvi   10,0
Adip. suill.   50,0
m. f. ungt.
DS. Zum Einreiben.

Speichelfluß.

Alaun   25,0
DS. In ¼ Liter Wasser lösen.
In die Lösung taucht man
die Schnauze ein.

Trommelsucht.

Liq. Ammon. caust.
DS. 3 Tropfen auf 1 Teelöffel
voll Wasser eingeben.

Verstauchung.

Man kühlt mit Bleiwasser und
reibt darauf mit flüchtiger Salbe
nach.

Hühner.

Augenkrankheit.

I. Lysol   0,5
Aqua dest.   100,0
DS. Man wäscht täglich mehr-
mals.

II. Ungt. Zinci   20,0
DS. Zum Streichen.

Bandwurm.

Sem. Arecae pulv. 1,0
DS. 2× täglich 1 Pulver mit
etwas Butter zusammen-
geknetet. Jeden 3. Tag
wiederholen.

Diphtherie.

I. Zitronensaft   100,0
DS. Zum Auspinseln der Rachenhöhle.

II. Creolin   25,0
Glycerin   50,0
Aqua dest.   50,0
DS. Zum Aufpinseln der Ra-
chenhöhle.

III. Creolin   5,0
Aqua dest.   95,0
DS. Zum Auswaschen d. Augen.

IV. Inf. fol. Jugland. 15,0/200,0
Glycerin   15,0
Kal. chloric.   5,0
Acid. salicyl.   0,6
Spir. rect.   15,0

DS. Größeren Geflügel gibt man
tägl. 1—2× ½—1 Eßlöffel
voll; kleineren Tieren je
1—2× täglich ½ Teelöffel
voll.

V. Kreosot   3,0
Acid. boric.   5,0
Spir. vin.   15,0
Glycerin   20,0
Aqua dest.   160,0
DS. Zum Pinseln der sehr festen
Belagmassen.

Durchfall.

I. Sem. Myristic. pulv. 1,0
(Muskatnüsse)
DS. Täglich 1 Pulver.

II. Ferr. sulfur. pulv. 10,0
DS. Auf 1 Liter Trinkwasser.

Eierlegepulver.

Pip. nigr.   pulv.   25,0
Rhiz. Zingib. ,,   50,0
Sem. Urticae ,,   75,0
Ferr. oxydat. ,,   50,0
Calc. phosphor. ,,   100,0
— carbon.   ,,   200,0
DS.

Eileiterverfall.

Alum. pulv. 10,0
DS. In 1 Liter Wasser lösen.
Von der Lösung spritzt
man öfters am Tage etwas
in den Darm ein.

Federfressen der Hühner.

I. Grünfutter mit Fleisch ver-
abfolgen.

II. Tinct. Aloes
DS. Zum Bepinseln der Federn.

**Fußkrankheit (Fuß-
geschwulst).**

a) Glycerin   50,0
DS. Man pinselt dieGeschwulst,
nachdem man die Füße in
lauwarmem Wasser gebadet
hat, mit Glycerin ein.

b) Bei Vorhandensein von
Hitze kühlt man zuerst mit
Aqua Plumb.   200,0

c) Bei Entzündung oder Eiter-
bildung
Plac. sem. Lini 125,0
werden zu heißem Brei an-
gerührt.   Wenn die Ge-
schwulst   erweicht   ist,
schneidet man ein, wäscht
mit
Liq. Creosol. sap.   1,0
Aqua dest.   99,0
aus und pinselt in die
Höhlung
Tinct. Myrrhae.

Hühnerfutter-Zusatz.

Fruct. Capsic.   pulv. 40,0
Sem. Foenigraec. „
Rad. Gentian.   „
— Liquirit.   „
Cret. alb. pulv. $\overline{aa}$ 80,0
misc.

Hühnerpulver.

I. Für Hühner, welche Eier
ohne Schale legen:
Calc. phosphor. crud. 80,0
Fruct. Anis.   pulv. 10,0
Rhiz. Calam.   „   10,0
misc. f. pulv.
DS. Für jedes Huhn 1 Messerspitze voll täglich ins Futter geben.

II.   Ferr. sulfur.   10,0
Fruct. Capsic.   p. 10,0
Pip. nigr.   „ 20,0
Sem. Foenigraec.   „ 40,0
Avenae   40,0
Sem. Lini pulv. gr. 50,0
Calc. phosphor. crud. 80,0
DS. Für 20 Hühner täglich 1
Eßlöffel voll ins Futter.

Kalkbeine.

I. Creolin   2%
DS. 3× täglich baden, 3 Eßlöffel voll auf 1 Liter Aqua.

II. Carbolvaselin 1,0/20,0
DS. Zum Einreiben.

III. Kreosot   3,0
Adip. suill.   30,0
DS. m. f. ungt.
Der Stall muß ausgeräumt
und frisch mit Kalk geweißt
werden.

IV. Man erweiche die Borke
mit einem Gemisch von
Creolin   2,0
Sapo virid.   48,0
m. f. ungt.

entferne die Borke und streiche

Bals. peruv.   10,0

auf. Nach einigen Tagen reibt man den ganzen Lauf mit Glycerin ein, das man mit etwas Wasser verdünnt hat.

Kropfentzündung (harter Kropf).

Man gebe

Ol. Ricini   5,0

auf einmal ein.

Außerdem

Acid. hydrochlor.

3 × täglich 2 Tropfen in 1 Löffel Wasser. Ferner suche man durch vorsichtiges Streichen den Kropf zu entfernen.

Lungenentzündung.

Acid. salicyl.   2,5

löse man in $\frac{1}{4}$ Liter heißem Wasser auf und pinsele sorgfältig Nasenlöcher, Mund und Schlund damit aus.

Mauser.

Fruct. Cannab. cont.   150,0
— Anis.   „   100,0
Ov. Formic.   100,0
Conch. praep.   350,0
Calc. phosphor.   300,0
DS.

In das Trinkwasser:

Ferr. sulfur. cr. p.   1,0

DS. In 1 Liter Wasser lösen

Nasenkatarrh (Schnupfen, Luftröhrenkatarrh).

I. Kal. permang.   1,0
Aqua dest.   100,0

DS. Man pinselt die Nasenöffnungen und den Schlund öfters aus.

II. Mel Foenicul.

DS. Mehrere Male täglich 1 Teelöffel.

Pips.

Creolin   3,0
Glycerin   10,0
Aqua dest.   87,0

DS. Zum Auspinseln.

Rheumatismus.

Tinct. Arnic.   50,0
Acid. salicyl.   2,0
Sap. kalin.   10,0
Aqua d. fervida   1000,0

DS. Zum Baden.

Verdauungsbeschwerden (Appetitlosigkeit).

Sem. Myrist. pulv.   1,0

DS. Täglich $\frac{1}{2}$—1 Pulver in Wasser.

Geflügel und Vögel.

Asthmamittel.

Für Kanarienvögel:
 Tinct. Capsic. 18,0
 Spir. Chloroform 4,5
 Ferr. citric. 2,0
 Aqua Foenicul. 45,0
DS. Man gibt täglich einige Tropfen auf 1 Stück Zucker.

Bronchitis (Luftröhrenentzündung).

 Ol. Sesami
DS. 1 Teelöffel voll schwach angewärmt zu geben.

Croup (Pips—Diphtherie).

I. Creolin 5,0
 Glycerin 75,0
 Aqua dest. 125,0
misc.
DS. 3× täglich die Rachenhöhle und Kehlkopf auspinseln.

II. Acid. mur. dil. 1 : 15
DS. Zum Pinseln und 3× tägl. 5 Tropfen eingeben.

III. 5% Salicylsäurelösung
DS. Zum Pinseln und 3× tägl. 5—10 Tropfen eingeben.

IV. Ferr. sulfur.
DS. 1 Messerspitze in 1 Liter Aqua.

V. Acid. tannic. 10,0
 Aqua dest. 100,0
DS. Tauben täglich 5—10, Hühnern 10—20, Gänsen 20 bis 40 Tropfen.

Durchfall für Geflügel.

I. Tinct. Opii simpl. 1,0
 Vin. rubr. 10,0
DS. 5—10 Tropfen.

II. Ferr. sulfur. 10,0
DS. 1 Teelöffel auf ½ Liter Wasser.

Eierkonservierungssalz.

I. Kal. nitric. pulv. 150,0
 Natr. chlorat. ,, 300,0
 Acid. boric. ,, 50,0
m. f. pulv.

Eierkonservierungsflüssigkeit.

I. Liq. Natr. silicici
DS. 1 Teil Wasserglas und 6 bis 8 Teile Wasser
oder
 ½ Liter Wasserglas u. 5 Liter Wasser für 100 Eier.

Erfrierungen.

 Ichthyol 5,0
 Ol. camphorat. 20,0
DS. 1—2× täglich einreiben.

Geflügelcholera.

I. Ferr. sulfur. 10,0
DS. Als Trinkwasser 1 Teelöffel (10,0) voll auf 1 Liter Wasser.

II. Innerlich:
Lysol
DS. ½ Eßlöffel voll auf 1 Liter Wasser.

Geflügelpocken.

Kreosot   1,5
Borsäure   2,5
Spiritus   7,5
Glycerin   10,0
Wasser   80,0
DS. Zum Pinseln.

Luftröhrenentzündung.

Ol. Sesami
DS. 1 Teelöffel voll schwach angewärmt zu geben.

Verstopfung.

I. Ol. Lini vel Ol. Sesami
DS. 1 Eßlöffel voll zu geben.

II. Ol. Ricini 30,0
DS. 2× täglich 1 Teelöffel voll.

Vogelmilben.

I. Tinct. Asae foet. 10,0
Ol. Anis.   2,0
Spiritus   90,0
DS. Zum Zerstäuben.

II. Spir. Formicar.
Aqua dest.   aa 15,0

DS. 1 Teelöffel voll auf 1 Tasse lauwarm. Wasser.

Weißer Kamm.

I. Tinct. Jodi
DS. Zum Bepinseln 1× täglich.

II. Acet. pyrolignos. crud. 20,0
Wasser   80,0
DS. Zum Bepinseln 1× täglich.

Vogelsand.

Feiner Flußsand wird gut getrocknet und fein gesiebt. Dann mischt man
2% gepulverte Ossa Sepiae und
0,5% gepulverte Flor. Pyrethri (Insektenpulver)
darunter.

Vogelfutter.

a) Drossel:

Ameiseneier	100,0
Paniermehl	200,0
Mohn, zerquetscht	400,0
Mohrrüben, zerrieben	50,0
Gerstengrütze	250,0

b) Finken:

Rübsamen	1000,0
Kanariensamen	200,0
Hirse, geschälte	200,0
Hanf, zerquetscht	200,0
Distelsamen	200,0
Klettensamen	200,0

c) Kanarienvögel:

Kanariensamen	300,0
Rübsamen	700,0

d) **Körnerfresser** (im allge-
meinen):

Rübsamen	400,0
Hanf	100,0
Hirse	300,0
Hafer, geschält . .	200,0

e) **Nachtigallen:**

Drosselfutter . . .	1000,0
Hanf, zerquetscht .	25,0
Ameiseneier	100,0
Weißwurm	100,0

f) **Papageien:**

Hanf	650,0
Erdnüsse	50,0
Sonnenblumenkerne	50,0
Zirbelnüsse	100,0
Kürbiskerne . . .	50,0
Bucheckern	50,0
Kanariensamen . .	50,0

g) **Tauben:**

Erbsen	400,0
Gerste	400,0
Weizen	200,0

h) **Zeisige:**

Rübsamen	500,0
Kanariensamen . .	250,0
Hanf, zerquetscht .	250,0
Mohn	250,0
Distelsamen	125,0
Klettensamen . . .	125,0

i) **Singvogelfutter:**

Rübsamen	250,0
Kanariensamen . .	200,0
Hirse	200,0
Leinsamen	100,0
Mohn	100,0
Hanf	100,0
Grassamen	25,0
Salatsamen	25,0

Dosierung der Vieh-Arzneimittel.

Name des Arzneimittels	Geflügel	Katze	Hund	Schwein	Schaf, Ziege	Rind	Pferd
Acetum Digitalis	—	0,3—0,8	1,0—2,5	5,0—10,0	5,0—10,0	20,0—50,0	20,0—50,0
Acid. arsenicosum als Antilementic	—	—	—	—	—	—	2,0—3,0
Acid. arsenicosum als Plasticum	0,0005—0,002	0,001—0,002	0,001—0,005	0,01—0,05	0,01—0,05	0,1—0,5	0,1—0,5
Acid. carbolic.	0,05—0,1	—	0,05—0,2	0,5—1,0	1,0—2,0	5,0—15,0	5,0—15,0
Acid. salicyl. pro dosi .	0,1—0,2	0,1—0,25	0,25—2,0	2,0—5,0	5,0—10,0	25,0—75,0	25,0—50,0
Acid. salicyl. pro die . .	0,5	0,5—2,0	2,0—8,0	10,0	25,0	150,0	100,0
Acid. tannicum	0,1—0,5	0,05—0,2	0,1—0,5	1,0—2,5	2,5—6,0	10,0—16,0	7,0—20,0
Aconitum nitric. cryst. .	—	—	0,0005—0,002	0,001—0,002	0,0005—0,001	0,005—0,02	0,005—0,02
Aloë als Amarum	0,1—0,2	0,1—0,2	0,1—0,5	1,0—2,0	2,0—5,0	8,0—12,0	3,0—5,0
Aloë als Laxans . . .	0,5—2,0	0,2—1,0	3,0—5,0	5,0—15,0	15,0—30,0	40,0—60,0	30,0—50,0
Alumen	0,5—1,0	0,5—1,0	1,0—2,0	2,0—5,0	4,0—7,0	10,0—25,0	10,0—30,0
Antifebrin	—	0,1—0,25	0,3—1,0	1,0—2,5	2,0—5,0	10,0—20,0	10,0—20,0
Antipyrin	—	0,3—0,8	2,0—5,0	2,0—5,0	8,0—12,0	15,0—20,0	15,0—20,0
		Emetic.	Emetic.	Expector.	Expector.	Expector.	Expector.
Apomorphin.hydrochlor.	—	0,002—0,005	0,02—0,05	0,01—0,03	0,005—0,01	0,02—0,05	0,02—0,05
Atropin. sulf.	—	0,002—0,005	0,005—0,02	0,01—0,03	0,01—0,05	0,05—0,1	0,05—0,1
Cantharides	— —	0,02—0,05	0,1—0,2	0,3—0,5	0,4—0,7	2,0—5,0	0,5—2,0
Chinin. hydr. et sulf. .	—	0,1—0,25	0,3—1,0	1,5—3,0	2,0—5,0	15,0—25,0	10,0—23,0
Chloralum hydr. . . .	0,25—2,0	0,5—2,0	1,0—5,0	5,0—10,0	8,0—15,0	25,0—50,0	25,0—50,0

Name des Arzneimittels	Geflügel	Katze	Hund	Schwein	Schaf, Ziege	Rind	Pferd
Cuprumsul f. als Emeticum	—	0,05—0,2	0,1—0,5	0,5—1,0	—	—	—
Cuprum sulf. als Antidot. des Phosph.	0,02—0,05	0,05—0,08	0,05—0,1	1,0—1,5	0,5—1,0	2,0—8,0	2,0—15,0
Curare	—	0,005	0,0005—0,001	0,005—0,01	0,005—0,01	0,01—0,05	0,01—0,05
Cyankalium	—	0,01—0,025	0,02—0,05	0,05—0,2	0,05—0,2	0,5—1,0	0,5—1,0
Extr. Aloës als Amarum	0,05—0,1	0,05—1,0	0,05—0,3	1,0—1,5	1,5—3,0	2,0—5,0	1,0—4,0
Extr. Aloës als Laxans	0,3—1,0	0,1—0,5	1,5—4,0	3,0—10,0	10,0—15,0	25,0—30,0	10,0—25,0
Extr. Opii	0,03—0,05	0,03—0,1	0,05—0,3	0,5—1,0	0,5—1,0	5,0—15,0	2,0—8,0
Folia Belladonn.	—	—	0,2—1,0	2,0—10,0	2,0—10,0	15,0—30,0	15,0—30,0
Folia Digitalis als Cardiacum	0,03—0,05	0,05—0,1	0,1—0,3	0,5—1,0	0,5—1,0	3,0—6,0	3,0—6,0
Folia Digitalis als Antipyreticum	—	0,1—0,2	0,3—0,6	1,5—2,0	1,5—2,0	10,0—12,0	8,0—12,0
Fol. Nicotinae	0,1—0,3	0,1—0,3	0,3—0,5	1,0—2,0	3,0—5,0	25,0—50,0	12,0—25,0
Fol. Stramonii	—	—	—	—	—	—	60,0
Gutti	0,03—0,1	0,02—0,1	0,4—1,0	2,0—4,0	4,0—10,0	30,0—50,0	15,0—30,0
Herba Conii	—	—	1,0—5,0	6,0—10,0	8,0—15,0	50,0—100,0	30,0—100,0
Herba Gratiolae	—	—	0,5—1,0	1,0—3,0	1,0—3,0	8,0—15,0	8,0—15,0
Herba Hioscyami	—	—	0,5—4,0	10,0—30,0	10,0—30,0	15,0—90,0	15,0—100,0
Hydrarg. bichlorat. corros.	0,002—0,005	0,002—0,005	0,005—0,01	0,01—0,02	0,01—0,03	0,1—0,2	0,1—0,3
Hydrarg. bichlorat. corros. höchste Gabe	—	—	0,05	0,1	0,1	0,5	0,5

Name des Arzneimittels	Geflügel	Katze	Hund	Schwein	Schaf, Ziege	Rind	Pferd
Hydrargyr. chlor. mite .	0,05—0,1	0,02—0,07	0,03—0,1	1,0—4,0	0,3—0,8	1,0—5,0	2,0—8,0
Kalium chloric.	0,2—0,5	0,2—0,5	0,25—1,0	1,0—2,5	3,0—5,0	5,0—10,0	5,0—10,0
Kalium jodat.	0,1—0,2	0,1—0,2	0,5—1,0	3,0—5,0	3,0—5,0	7,0—15,0	7,0—15,0
Kreosotum	0,01—0,05	—	0,05—0,2	1,0—2,0	1,0—2,0	5,0—15,0	5,0—15,0
Liquor Kalii arsenic. .	0,05 - 0,2	0,1—0,2	0,1— 0,5	1,0—5,0	1,0—5,0	10,0—50,0	10,0—50,0
Morphin. hydrochl. . .	—	0,01—0,03	0,03—0,1	0,2—0,5	0,5—1,0	0,7—2,5	0,7—2,5
Natrium salicyl. pro dosi	0,1—0,3	0,1—0,3	0,5—3,0	3,0—5,0	5,0—10,0	30,0—80,0	25,0—50,0
Natrium salicyl. pro die	0,5	0,5—2,0	2,0—8,0	10,0—12,0	25,0	150,0	100,0
Oleum Crotonis	¼—1 gk	¼—1 gk	2—5 gk	6—10 gk	8—12 gk	15—30 gk	10—20 gk
Opium	0,05—0,1	0,05—0,2	0,2—0,5	1,0—3,0	1,0—3,0	10,0—25,0	8,0—20,0
Phosphor.	0,0005—0,001	0,0005—0,001	0,0005—0,001	0,002—0,005	0,002—0,005	0,001—0,005	0,01—0,05
Physostigmin. sulf. . .	—	0,0003—0,0005	0,0005—0,003	0,0005—0,002	0,002—0,05	0,1—0 2	0,05—0,1
Pilocarp. hydrochlor. .	—	—	—	—	0,05	0,2—1,5 (!)	0,1—0,8
Plumb. acet.	0,01—0,05	0,02—0,05	0,1—0,3	0,3—1,0	0,3—1,0	1,5—4,0	3,0—10,0
Santonin	0,02—0,05	0,02—0,05	0,05—0,2	0,5—1,0	—	—	—
Secale cornutum	1,5—3,0	3,0—5,0	10,0—20,0	—	5,0—10,0 für Lämmer	—	—
Spartëin. sulf.	—	—	0,1—0,5	—	—	—	1,0—5,0
Stibium sulfurat. nigr. et aurant.	0,03—0,05	0,03—0,05	0,05—0,5	0,3—0,5	3,0—5,0	10,0—25,0	10,0—25,0
Strychnin. nitr.	0,0002—0,0005	0,0005—0,001	0,001—0,003	0,002—0,005	0,004	0,05—0,15	0,05—0,1
Tartar. stibiatus als Emetic.	0,05—0,1	0,05—0,1	0,1—0,3	1,0—2,0	—	—	—

Name des Arzneimittels	Geflügel	Katze	Hund	Schwein	Schaf, Ziege	Rind	Pferd
Tartar. stibiatus als Laxans	0,03—0,05	0,02—0,05	0,05—0,1	0,8—2,0	0,5—2,0	10,0—20,0	2,0—10,0
Tartar. stibiatus als Expector.	—	0,005—0,001	0,03—0,05	0,2—0,5	0,3—0,5	2,0—5,0	1,0—3,0
Tinct. Aconiti	—	—	0,5—1,0	—	—	10,0—25,0	12,0—25,0
Tinct. Cantharid. . . .	0,05—0,1	0,05—0,1	0,3—1,0	2,0	2,0	20,0	10,0
Tinct. Colchici	—	—	0,5—1,0	—	—	—	—
Tinct. Digitalis (Cardiacum)	—	0,1—0,2	0,5—1,0	2,0—5,0	5,0—10,0	12,0—25,0	10,0—23,0
Tinct. Opii simpl. . . .	0,3—0,5	0,2—1,0	2,0—5,0	10,0—25,0	25,0—50,0	100,0-200,0	50,0—150,0
Tinct. Strychni	—	—	0,3—0,5	—	—	—	5,0—10,0
Tinct. Strophanti . . .	—	0,2—0,4	0,5—1,0	2,0—5,0	3,0—10,0	10,0—25,0	12,0—25,0
Tinct. Veratri	0,005—0,01	0,005—0,02	0,01—0,03	0,5—2,0	2,0—5,0	8,0—20,0	8,0—15,0
Tubera Aconiti	—	—	0,1—0,5	—	—	5,0—10,0	3,0—5,0
Veratrinum	0,0005—0,001	0,0005—0,001	0,001—0,05	0,02—0,03	0,01—0,02	0,05—0,2	0,05—0,2
Zincum acetic.	0,03—0,07	0,03—0,07	0,1—0,2	0,2—0,5	0,5—1,0	3,0—5,0	4,0—10,0

In der Regel rechnet man für ein erwachsenes Tier die angegebene Menge, für ein jüngeres Tier entsprechend dem Alter weniger. So z. B. für ein Pferd von 6 Jahren $^1/_1$, 3 Jahren $^1/_2$, 1 Jahr $^1/_4$, $^1/_2$ Jahr $^1/_{16}$, 1 Monat $^1/_{24}$.

Inhaltsverzeichnis.

Druck von Breitkopf & Härtel in Leipzig.